80에도 뇌가 늙지 않는 사람은 이렇게 합니다

뇌과학자가 알려주는
최강의 두뇌 건강 비법

80에도 뇌가 늙지 않는 사람은 이렇게 합니다

니시 다케유키 지음 | 정미애 옮김

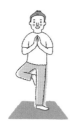 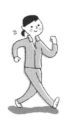 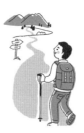 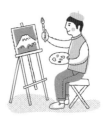

위즈덤하우스

일러두기

- 이 책의 나이 표기는 원서 초판 발행 시점인 2022년 8월을 기준으로 합니다.
- 이 책에서 소개하는 방법에는 개인차가 있으므로 효과가 없거나 몸 상태가 나빠지는 등의 증상이 나타날 때는 중지하고 다른 방법을 시도해보세요.
- 모든 각주는 옮긴이 주입니다.
- 참고 문헌 내용과 표기는 원서를 그대로 따랐습니다.

들어가며
나이 들어도 뇌가 젊은 사람과
늙은 사람의 차이는 어디에 있을까?

슈퍼마켓에서 장을 보고 있을 때의 일입니다.

계산대에 늘어선 줄 앞쪽에서 고함 소리가 들려왔습니다. "왜 비닐봉지에 돈을 내라는 거야!" 70대로 보이는 남성. 점장까지 나와 열심히 설명했지만 이해할 수 없다는 듯 같은 주장만 되풀이합니다. 그러더니 갑자기 돈을 휙 집어 던지고는 "됐어!" 하고 소리치며 무서운 기세로 가게를 나갔습니다.

저 사람은 왜 이런 행동을 하는 걸까요?

주위 시선을 의식하지 않는다, 기억이 불분명해진다, 같은 주장을 되풀이한다, 감정적이다. 나이 들면서 이런 경향을 보이는 사람이 꽤 많습니다. 무심코 이런 행동을 하는 것은 뇌의 노화현상 가운데 하나입니다. 저는 이를 '노인 뇌'라고 부릅니다.

한편 정반대인 사람도 있습니다. 80대, 90대가 되어도 거침없이 새로운 일에 도전하면서 젊고 활기차게 긍정적으로 살아가죠. 이런 사람을 '슈퍼 에이저Super Ager'라고 합니다.

슈퍼 에이저와 노인 뇌가 되는 사람의 차이는 도대체 어디에서 오는 걸까요?

이것이 이 책의 주제입니다.

저는 오랫동안 뇌과학자로 활동하고 있습니다.

인간의 뇌가 생활 습관이나 사고 습관으로 어떻게 변화하는지, 성과를 내는 사람과 그렇지 못한 사람의 뇌는 어떤 차이가 있는지 등 다방면에 걸쳐 연구를 해왔습니다.

그 결과, 노인 뇌는 후천적이며 하루하루 다양한 습관(사고×행동)의 축적으로 변화할 수 있다는 사실을 알았습니다. 또한 습관을 바꾸면 노인 뇌를 막을 수 있습니다.

이 책은 전 세계 뇌의 노화 연구를 통해 밝혀진 진실

을 기반으로 집필했습니다.

우리의 수명은 확실히 늘어나고 있습니다. 지금까지 세계 최고령은 122세, 일본에서도 119세로, 인류는 지금껏 경험하지 못한 미증유의 세계로 돌입하고 있습니다.

뇌는 최종적으로 130세를 넘어서도 잘 작동된다고 하는데, 정말인지는 아직 알 수 없습니다. 따라서 되도록 오래 사용할 수 있도록 평소에 뇌를 관리할 필요가 있습니다.

인생은 단 한 번뿐입니다.
인생의 마지막 순간까지 최선을 다해 열심히 살아가고 싶은 사람도 많습니다. 뇌의 노화를 막아 늘 건강하고 생생한 뇌를 유지하고픈 마음은 누구나 마찬가지죠.
아무것도 하지 않으면 나이 들면서 뇌도 늙어갑니다. 하지만 생각과 행동을 바꾸고 매일 습관을 바꿔나가면 뇌는 점차 변화합니다.

이 책은 뇌가 늙지 않기 위한 다양한 방법을 소개합니다.
이 한 권의 책에서 많은 방법을 알려주고 있지만 전부

다 해야 하는 건 아닙니다. 소개한 방법 중에서 '해보고 싶은 것'을 선택해도 좋고, 최근에 자신이 불안해하던 부분을 중심으로 그 해결책을 실천해도 좋습니다.

무엇보다도 꾸준함이 중요합니다. 그러니 선택한 방법에 싫증이 났다면 이 책에서 알려주는 다른 방법으로 바꿔보고 뇌 건강을 위해 꾸준히 노력하기를 바랍니다.

특히 중요한 사항은 책에서 여러 차례 강조하고 있습니다. 여러 번 반복해서 등장하는 내용은 노인 뇌가 되지 않기 위해 정말 중요한 것이니 꼭 기억해둡시다.

단, 효과에는 개인차가 있으므로 꾸준히 실천해보고 자신에게 맞지 않거나 영향이 미미할 때는 책에 나오는 다른 방법으로 바꿔보세요.

제가 이 책을 집필한 이유는 우리가 한 살 두 살 나이 들면서 행복을 발견하려면 과학자로서 무엇을 할 수 있을지 고민했기 때문입니다. 일본은 이미 초고령사회입니다. 따라서 이 책으로 인해 고령자가 활기차게 살 수 있는 나라가 된다면 전 세계에 좋은 본보기가 될뿐더러, 개인의 인생을 돌아봤을 때 그 후반부가 행복했다면 참으로 멋진 삶이 아닐까 합니다.

　여러분의 인생이 더욱 눈부시게 빛나도록 이 책을 잘 활용해주시기 바랍니다.

차례

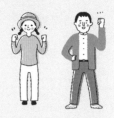

들어가며

1장   스스로 깨닫기 힘든 '뇌의 노화'

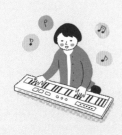

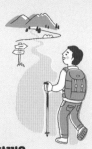

6장 뇌가 늙지 않으려면 어떤 생활 습관이 필요할까?

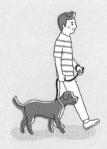

1장

스스로 깨닫기 힘든 '뇌의 노화'

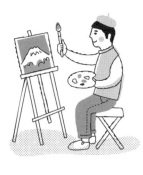

뇌의 노화는
감지하기 어렵다

70대 지인 게이코 씨(가명)에게 이런 이야기를 들었습니다.

"고등학교 때 친구를 10년 만에 만났는데, 자기 얘기만 하고 내 얘기는 듣는 둥 마는 둥 하지 뭐예요. 예전엔 안 그랬는데, 왜 그럴까요?"

뇌과학자로서의 의견을 듣고 싶어 하기에 이렇게 대답했습니다.

"그건 노인 뇌 때문일 수도 있어요."

뇌는 보통 30대부터 조금씩 위축되기 시작합니다. 그리고 60대 중반이 되면 MRI 검사 영상으로 금세 알 수 있을 만큼 '뚜렷한 위축'이 일어납니다. 만일 그대로 아무런 대책도 없이 지낸다면 뇌의 노화, 즉 노인 뇌가 진행됩니다.

노인 뇌는 그 사람의 행동과 생활 습관 그리고 사고방식에까지 다양한 변화를 일으킵니다. 이를테면 다음과 같습니다.

- 새로운 것을 하기가 귀찮아진다.
- 건망증이 심해진다.
- 집중력이 오래가지 않는다.
- 무신경해진다.
- 실수가 잦아진다.
- 귀가 어두워진다.

여기에 든 예는 노인 뇌 증상의 극히 일부입니다.

뇌는 이렇게 위축된다!

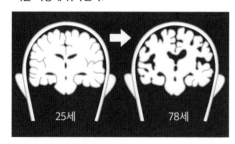

25세　78세

※ MRI로 촬영한 뇌 단면 이미지

뇌의 정점은
몇 살일까?

70대 지인이 이런 이야기를 한 적이 있습니다.

"이제 나이가 들어서, 요즘 뇌기능이 점점 나빠지는 것 같아."

그런 느낌은 사실이겠지만, 실제로 뇌의 노화현상은 훨씬 오래전부터 시작됩니다. 뇌의 노화는 고령에 시작되는 것이 아닙니다.

여기서 퀴즈입니다. 다음 능력이 정점에 이르는 나이를 맞혀보세요. □ 안에 들어가는 나이는 몇 살일까요?

(1) **정보처리 능력**　　　　　　　　□세
(2) **사람의 이름을 기억하는 능력**　　□세

(3) 얼굴을 기억하는 능력 　　　　　□세

(4) 집중력 　　　　　□세

(5) 상대의 기분을 파악하는 능력 　　　　　□세

(6) 어휘력 　　　　　□세

　물론 개인차가 있으므로 사람마다 다르지만, 하버드대학교를 비롯한 여러 연구 기관에서 조사한 데이터를 보면 답은 다음과 같습니다.

(1) 정보처리 능력 　　　　　18세

(2) 사람의 이름을 기억하는 능력 　　　　　22세

(3) 얼굴을 기억하는 능력 　　　　　32세

(4) 집중력 　　　　　43세

(5) 상대의 기분을 파악하는 능력 　　　　　48세

(6) 어휘력 　　　　　67세

　이 숫자를 보고 어떤 인상을 받았나요? 정보처리 능력은 18세가 정점이고 이후로는 점점 떨어집니다. 따라서 정보처리 능력을 발휘하는 직업은 뇌과학적으로 보면 젊은 사람에게 더 적합합니다.

이 수치를 보고 '사람 이름을 기억하지 못하는 건 나이 탓이구나'라는 생각이 들 수도 있습니다.

이름이나 얼굴을 외우는 건 뇌의 '단기기억'에 관한 부분입니다. 단기기억에는 '언어 단기기억'과 '시각 단기기억'이 있습니다.

예컨대 전화번호를 바로 외우는 건 '언어 단기기억'입니다. "젊을 때는 전화번호를 금세 외웠는데, 지금은 못 외우겠어"라는 사람이 많지요. 가족의 휴대전화 번호를 외우고 다니는 사람은 의외로 적을 듯합니다.

한편 사람의 얼굴을 외우는 기억은 '시각 단기기억'입니다. 이 기억력은 20대 후반에서 32세까지는 좋아지지만 그 후에는 점차 떨어집니다.

"멤버 수가 많은 아이돌 그룹의 얼굴을 전혀 못 외우겠어." 이런 현상은 30대 중반 이후엔 자연스러운 흐름입니다. 참고로 이처럼 나이와 함께 능력이 쇠퇴하는 지능을 '유동성 지능fluid intelligence'이라고 합니다.

50대 이후에도 향상되는 능력?

한편 50대 이상인 사람에게도 기쁜 소식이 있습니다. 50대 이후에도 성장하는 능력이 있으니, 바로 '어휘력'입니다. 어휘력의 정점은 무려 67세. 옛날에는 장로라 불리는 사람이 있었는데, 장로가 사람들에게 존경받았던 이유는 나이가 들어도 언어능력만은 감퇴하지 않기 때문입니다.

이 언어능력처럼 나이와 함께 축적되는 지능을 '결정성 지능crystallized intelligence'이라고 합니다. 그중에서도 어휘력은 압도적으로 성장하는 능력입니다.

더 흥미로운 것은 '상대의 기분을 파악하는 능력'입니다. 이 능력은 10대까지는 낮은 수준이지만 20대가 되면 빠르게 성장해 48세에 정점에 이릅니다. 그 후에는 급격히 떨어지죠. 50대, 60대, 나이가 들면서 계속 떨어집니다.

50대가 넘은 사람은 이를 체감하기 힘들 수도 있습니다. 10대는 자아를 확립하기 위해 의식의 중심에 자기 자신이 있습니다. 그런데 사회에 나가 '상대'라는 존재를 의식할 수밖에 없는 상황이 증가하는 시기가 20대입니다.

그 후 다양한 경험을 쌓으며 타인의 기분을 헤아리게 되죠. 바야흐로 결정성 지능이 올라가는 시기입니다.

그런데 50대쯤 되면 점점 주변을 의식하지 않는 사람이 늘어납니다. 딱히 악의가 있어서가 아니라 뇌의 능력이 떨어지면서 나타나는 자연스러운 현상이죠.

이런 경향은 옷차림에도 영향을 미칩니다. 젊을 때는 집 앞 편의점에 갈 때도 제대로 차려입었는데 50대, 60대가 되면 옷 갈아입기가 귀찮아져서 집에서 입는 옷 그대로 가거나 심하면 잠옷 차림으로 가기도 하죠. 갈수록 사람들의 시선을 신경 쓰지 않는 겁니다.

'상대의 기분을 파악하는 능력'이 더 떨어지면 이른바 무례한 노인, 분노 조절이 안 되는 폭주노인이 되기도 합니다. 가족에게 함부로 대하고, 가게 점원에게 거친 말투를 쓰고, 자기 뜻대로 되지 않으면 벌컥 화를 내죠. 48세가 넘었다면 '상대의 기분을 헤아리는 일'에 신경 쓰도록 유념해주세요.

그런데 '상대의 기분을 파악하는 능력' 조사에서 알게 된 또 다른 사실이 있습니다. 바로, 사람에 따라 차이가 크다는 점입니다. 이를테면 40대에 정점인 사람이 있는가

하면 70대, 80대까지 유지되는 사람도 있습니다.

이 차이는 무엇일까요? 정점을 오래 유지하는 사람은 노인 뇌가 되지 않기 위해 뇌의 노화를 늦추려 하고(슬로 에이징$^{slow\ aging}$) 적극적으로 젊음을 되찾으려 합니다(다운 에이징$^{down\ aging}$). 아무것도 하지 않으면 뇌는 자연스레 늙어가지만 늦추는 방법을 찾아 노력한다면 효과를 볼 수 있습니다.

활기찬 뇌를 만드는 것은 인생의 내실을 다지기 위한 중요한 행위입니다.

나이 들면 수면 시간이 짧아지는 것도 뇌의 노화현상

"수면의 질이 해마다 떨어져 푹 잘 수가 없어요. 어떻게 하면 좋을까요?"

고령자 중에는 밤에 몇 번씩 잠이 깨서 숙면하기 힘들다는 사람이 많습니다.

나이가 들면 아무래도 수면 시간이 짧아집니다. 실제로 수면 시간은 10년마다 10분씩 줄어들어 70세는 20세보다 50분 정도 수면 시간이 짧아집니다. 이는 뇌에서 분비되는 멜라토닌이라는 수면물질이 노화로 감소하기 때문이죠. 멜라토닌이 많이 분비될수록 오랜 시간 잘 수 있습니다.

이 멜라토닌은 사춘기 무렵부터 서서히 줄어 나이와 더불어 감소하기 때문에 수면 시간이 조금씩 짧아지는 건 어쩔 수 없는 현상입니다.

하지만 좋은 소식이 있습니다. 2019년에 전 세계 연구자들을 깜짝 놀라게 한 사실이 발표되었습니다. 수면 시간은 다소 짧아지더라도 수면의 질은 고령이 돼도 그다지 떨어지지 않는다는 것이었습니다. 깊은 잠인 '비렘수면 Non-REM sleep'은 나이가 들어도 질적 변화가 거의 없었다고 합니다.

고령이 되면 잠들기까지 시간이 오래 걸리거나 자다가 깨는 경우가 있습니다. 하지만 수면의 질은 젊을 때와 다름없이 유지할 수 있습니다.

따라서 수면 시간보다 수면의 질에 신경 쓰는 것이 좋은 수면으로 이어집니다(물론 수면 시간이 지나치게 짧은 건 좋지 않습니다). 적절한 수면 시간은 사람에 따라 아침형, 저녁형으로 나뉘기도 하고 슈퍼 에이저 중에서도 열 시간 이상 자는 사람이 있으므로 개인차가 있습니다. 지금까지 자신의 수면을 되돌아보며 그 특성을 점검하는 일이 중요합니다.

질 높은 수면은 치매 예방에도 효과가 있습니다. 알츠

하이머치매의 원인은 뇌의 쓰레기인 아밀로이드베타인데, 좋은 수면은 이를 제거해줍니다.

반면 수면 시간이 짧은 사람은 뇌에 아밀로이드베타가 쌓이기 쉬워서 알츠하이머치매가 발병할 위험이 커집니다.

이 뇌의 쓰레기가 쌓이지 않게 하기 위해 좋은 수면이 필요하죠.

더 좋은 잠을 자려면 어떻게 해야 할까요? 몇 가지 방법이 있습니다.

① 30분 미만으로 낮잠 자기

낮잠을 30분 미만으로 자는 습관이 있는 사람은 그러지 않는 사람에 비해 치매에 걸릴 위험이 절반 밑으로 떨어진다고 합니다. 그러나 낮잠을 너무 길게 자는 것은 위험합니다. 60분 이상 낮잠을 자면 야간 수면의 질이 나빠져 80세 고령자가 치매에 걸릴 위험이 1.4배나 높아진다는 보고도 있습니다.

② 코골이 개선하기

나이가 들면 코골이가 심해지기도 하는데, 코를 고는 사람은 수면무호흡증이거나 그렇게 될 가능성이 큽니다. 무호흡 상태에서는 뇌에 산소가 공급되지 않으므로 치매에 걸릴 위험이 상승합니다. 나이 들수록 수면 중에 무호흡 증상이 나타나는 사람이 증가하는데, 미국에서 400만 명을 대상으로 조사한 결과 수면무호흡증인 사람은 치매 발병률이 1.18배 높았다고 합니다.

코골이는 옆으로 누워서 자면 줄일 수 있습니다. 또 무호흡 증상을 치료하는 전문병원도 있으니 전문가에게 상담받는 것도 한 방법입니다.

③ 치아 관리

치아는 사랑니를 포함하면 전부 서른두 개인데 치아가 스무 개 이상 있으면 수면의 질에 도움을 줍니다. 치아가 적으면 잘 때 이가 맞물리지 않아 기도가 잘 막히기 때문에 수면 중 호흡을 방해합니다. 치아가 적은 경우에는 방치하지 말고 임플란트 시술을 받으면 수면이 개선되기도 합니다(틀니는 의사와 상담하기를 권합니다).

이 외에도 질 좋은 수면을 위해 다음과 같은 방법이 있습니다.

④ 햇빛 쐬기

아침부터 낮까지 햇빛을 쐬면 뇌의 솔방울샘에서 수면 물질 멜라토닌이 생성되므로 잠이 잘 오고 수면의 질이 올라갑니다.

⑤ 어둡게 만들기(자기 전에 밝은 빛은 피한다)

2500럭스 이상의 밝은 빛을 쐬거나 스마트폰의 청색광 같은 약한 빛에 장시간 노출되면 멜라토닌이 감소합니다. 잠들기 전에는 따뜻한 색 조명을 쓰거나 간접조명으로 바꿔 방 안을 어둡게 만드는 편이 좋습니다.

⑥ 온도 내리기

체온이 떨어질 때 졸음이 오므로, 잠들기 한두 시간 전에 목욕을 하면 잘 때 체온이 내려가 쉽게 잠이 옵니다.

⑦ 밤에 카페인 피하기

잠들기 세 시간 전에 에스프레소를 더블 샷으로 마시

면 졸음을 느끼는 시간이 40분 늦춰진다고 합니다(참고로 자기 전에 강한 빛을 쐬면 85분, 강한 빛에 노출 + 에스프레소까지 마시면 105분 늦춰집니다).

⑧ 밤술 피하기

알코올은 뇌의 긴장을 풀어주어 잠이 잘 오게 하지만, 깊은 잠(비렘수면)을 방해하므로 매일 마시는 것은 좋지 않습니다.

⑨ 잠이 안 올 때는 억지로 자지 않기

억지로 자려고 하면 뇌가 긴장해서 오히려 잠이 오지 않습니다. 잠이 오지 않을 때는 TV를 보거나 책을 읽는 등 좋아하는 일을 하세요. 그러면 뇌의 긴장이 풀려 쉽게 잠들 수 있습니다.

2장

나이 들어도 뇌가 늙지 않는 사람은 무엇을 하고 있을까?

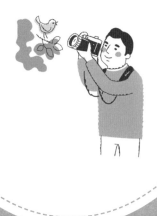

나이보다 스무 살 이상 젊은 뇌를 가진 '슈퍼 에이저'

일본인의 평균수명은 여성은 87.7세, 남성은 81.6세입니다(2020년). 한편 건강수명은 2019년 조사에서 여성은 75.4세, 남성은 72.7세입니다.[*] 건강수명이란 '건강상의 문제로 일상생활에 제한받는 일 없이 생활할 수 있는 기간'을 말하므로, 70대에 건강상의 제한을 받는 사람이 많음을 알 수 있습니다.

반면 80대, 90대에도 건강상의 제한 없이 활동적으로 생활하는 사람도 많습니다. 이런 사람을 '슈퍼 에이저'라고 합니다.

---

[*] 우리나라 통계청 자료에 따르면, 한국인의 평균수명은 2021년 기준 여성은 86.6세, 남성은 80.6세이고 건강수명은 2020년 기준 여성은 71.3세, 남성은 70.7세다.

슈퍼 에이저란 '80세가 넘어도 몸과 마음이 건강하고, 인지기능이 떨어지지 않아 호기심이 왕성하며, 새로운 것에 계속 도전하는 인생을 만끽하는 사람, 즉 뇌와 몸이 늙지 않은 사람'이라고 저는 정의합니다.

슈퍼 에이저 가운데서도 100세 이상 사는 사람을 백세인百歲人, centenarian이라고 하며, 이들은 100세가 넘어서도 활기차게 운동하고 취미 생활을 즐깁니다. 예를 들어 105세까지 산 육상선수 도미히사 쇼지富久正二가 유명합니다(2022년 5월에 현역 은퇴). 무려 97세에 육상을 시작해 100세 때 60미터 달리기에서 16초 98이라는 100세 이상 일본 기록을 세웠죠.

113세까지 산 여성 화가 고토 하쓰노後藤はつの는 73세부터 문화센터에서 그림을 배우기 시작해 82세에 현대동화전 신인상을, 96세에 현대동화전 교육부 장관 장려상을 받았습니다. 또 106세에 16일간 뉴욕 여행을 하고 112세에 가루타* 초단을 땄다고 합니다.

일본 최고령자이자 전 세계에서도 역대 2위 장수인이

---

* 일본의 전통 카드놀이.

된 다나카 가네田中カ子(119세 사망)도 슈퍼 에이저로 유명합니다. 어릴 때부터 지기 싫어하는 성격에, 생각한 것이나 재미있는 건 뭐든지 그림이나 글자로 남기는 메모광이었다고 하죠.

결혼해서 떡집, 꽃집 등 몇몇 장사에 손을 댔는데, 102세가 될 때까지 가게를 지키며 손님을 맞이했습니다. 103세에 대장암 수술을 받았으나, 104세 때 중학교 1학년짜리 손자와 한자 받아쓰기를 해서 압승을 거두었고, 117세까지 보행 보조기를 활용해 걸어 다녔으며, 119세까지 콜라를 즐겨 마셨다고 합니다.

이처럼 100살이 넘어서도 건강하고 활동적인 사람들이 늘고 있습니다. 노인 뇌와는 거리가 먼 사람들이죠. 일본의 백세인은 1950년에는 97명에 불과했으나 2021년 조사에서는 8만 6510명에 달했습니다.

남성 슈퍼 에이저

이름	국가	사망 당시 나이	특성
기무라 지로에몬	일본	116	아침에 눈을 뜨면 생각하는 것이 아침밥. 매일 아침 요구르트, 밤에는 우유. 장수 비결은 '과식하지 않고, 편식하지 않기.' 일과는 한두 시간 신문 읽기였고, 국회 중계와 스모 보기를 좋아했다.
에밀리아노 메르카도 델 토로	푸에르토리코	115	81세까지 농부로 일했다. 좋아하는 음식은 대구와 우유. 결혼한 적은 없지만 좋아하는 사람은 세 명 있었다.
월터 브루닝	미국	114	전직 철도원. 103세 때 시가를 끊었으나 108세 때 다시 시작. 매일 운동을 했으며, 넥타이 매기를 좋아했다.
주간지 유키치	일본	114	전직 은행원. 취미는 낚시와 분재. 90대 후반까지 자전거를 탔다. 하루 세끼를 거르지 않았고, 좋아하는 음식은 닭고기 영양밥과 소고기였다. 114세에도 얼음사탕을 씹어 먹을 만큼 치아가 튼튼했다.
다나베 도모지	일본	113	시청 토목기사로 일하다 정년퇴직 후 농업에 종사. 일과는 신문 읽기. 일기를 수십 년간 썼다. 우유를 좋아해 매일 오후 3시에 마셨다. 112세 때 "몇 살까지 살고 싶으세요?"라는 질문에 "영원히"라고 답했을 만큼 살고자 하는 의욕이 강했다.
노나카 마사조	일본	113	100년 역사의 '노나카 온천' 전前 경영자. 하루 세끼 식사를 하고 매일 신문을 읽었다. 저녁 식사 후 8시에 잠들어 아침 6시에 기상. 100세까지 스스로 요리하고 눈을 치우기도 했다.
후안 비센테 페레스 모라	베네수엘라	113	2022년 6월 시점에 생존해 있는 세계 최고령 남성. 어릴 때 선생님에게 읽고 쓰기에 관한 책을 받아 스스로 공부. 자신의 농장을 마련했다.

헨리 앨링햄	영국	113	전직 군인. 장수 비결은 '담배, 위스키, 드센 여성, 유머.'
에밀리오 플로레스 마르케스	푸에르 토리코	113	농업에 종사. 장수 비결은 '화내지 않는 것', '행복하게 살아가려면 사랑은 가득하되 분노하지 말 것.'
와타나베 지테쓰	일본	112	전직 공무원. 퇴직 후 농업에 종사. 신문 읽기가 일과. 장수 비결은 '화내지 않기, 항상 웃기.'
사투르니노 데 라 푸엔테 가르시아	스페인	112	구두장이. 2021년 인터뷰에서 장수 비결은 "평온하게 사는 것"이라고 답했다.
고이데 야스타로	일본	112	젊을 때는 재단사로 일하다가 105세까지 밭일을 했다. 110세를 넘어서도 신문을 읽었으며, 장수 비결은 '무리하지 않고 즐겁게 사는 것.'
모모이 사카리	일본	112	도쿄대 졸업. 농예화학 교사를 거쳐 고등학교 교장으로 근무. 90세까지 흡연. 폭음과 폭식은 하지 않았다. 취미는 독서. 사서오경 등 중국 고전에 정통하고 서예 실력도 뛰어났다.

▎여성 슈퍼 에이저

이름	국가	사망 당시 나이	특성
잔 칼망	프랑스	122	85세에 펜싱을 배우고, 100세까지 자전거를 탔으며, 20대에 시작한 담배를 117세가 되어서야 끊었다.
다나카 가네	일본	119	취미는 공부, 시 짓기. 단것을 좋아했다.

세라 나우스	미국	119	장수 비결은 '나이 개의치 않기, 싫어하는 채소 안 먹기.'
루실 랑동	프랑스	118	2022년 6월 시점 세계 최고령자. 108세까지 수녀로 지냈다. 좋아하는 음식은 푸아그라, 바닷가재, 초콜릿, 포도주.
바이올렛 브라운	자메이카	117	음악 교사, 오르간 연주자. 흑인 역대 최고 장수인. 100세가 넘을 때까지 남편의 일(묘지 관리인)을 인계받아 해냈다.
엠마 모라노	이탈리아	117	남편의 폭력으로 75년간 홀로 살았다. 하루에 달걀 세 알을 먹었으며, 직접 만든 브랜디와 초콜릿을 좋아했다.
미야코 지요	일본	117	대화를 무척 좋아하고 화를 낸 적이 없다. 좋아하는 음식은 초밥, 장어, 포도주, 크림소다.
오카와 미사요	일본	117	110세까지 걸을 수 있었다. 맛있는 음식을 먹고, 느긋하게 살고, 잘 자는 걸 중요하게 여겼다. 좋아하는 음식은 생선회, 커피.
마리아 데카 포비야	에콰도르	116	말년까지 건강해서 신문을 읽고, TV를 보고, 지팡이 없이 걸어 다녔다.
이카이 다네	일본	116	취미는 바느질, 도자기 굽기.
잔 보	프랑스	116	평생 독신이었지만 정기적으로 조카들이 찾아왔다.
나카치 시게요	일본	115	전직 초등학교 교사. 푸념하지 않는 성격. 좋아하는 음식은 만두, 불고기, 튀김. 붓글씨 실력이 뛰어났으며 고령에도 등이 꼿꼿했다.
기타가와 미나	일본	115	100세가 될 때까지 농사를 지었으며 취미는 수공예. 소고기를 무척 좋아했다.

전 세계 100세가 넘는 슈퍼 에이저를 표로 정리했습니다. 여기서 뭔가 공통점이 보이지 않나요?

최신 연구를 통해 슈퍼 에이저와 그렇지 않은 사람은 도대체 무엇이 다른지, 이제부터 그 포인트를 살펴보겠습니다.

'욕구가 있는 사람'이
장수할 가능성이 크다

나이가 들면 욕구가 줄어드는 사람이 많습니다.

'요즘 먹고 싶은 게 없어.' '이성에게 별로 관심이 안가.' 이런 기분이 들지 않던가요?

그렇다고 모든 욕구가 감퇴하는 건 아닙니다. 사실 '감퇴하기 쉬운 욕구'와 '감퇴하기 힘든 욕구'가 있습니다.

결론부터 말하면, 식욕이나 성욕 같은 '생리적 욕구'는 전부 감퇴합니다.

의욕을 불러일으키는 도파민이라는 뇌호르몬이 나이가 들면 하향 직선을 그리기 때문입니다. 도파민이 줄면 식욕과 성욕 모두 떨어집니다.

그러나 욕구가 있어야 장수할 가능성이 큽니다. 호주 모나시대학교와 대만 국방의학원의 연구에서는 식욕이 있는 고령자가 장수하는 경향을 보였습니다. 식욕이 적은 고령자는 식욕이 왕성한 사람보다 사망 위험이 두 배 이상 높다는 연구도 있습니다.

오래 살기 위해서라도 도파민 분비를 늘려야 할 텐데, 이 욕구의 원천인 도파민은 어떻게 하면 늘릴 수 있을까요? 사실 방법은 간단합니다. 구체적으로는 다음과 같은 방법이 있습니다.

- 웃는 얼굴
- 좋아하는 음악 듣기
- 몸 움직이기
- 좋아하는 사람의 사진 보기
- 뜻밖의 기쁜 일이 생길 만한 일에 참여하기(예를 들어 운동을 하거나 스포츠 경기 관람하기 등)
- 여러 가지 선택지 중에서 고르기

이런 습관이 있는 사람은 의욕이 감퇴하지 않아 뇌가 항상 젊을 가능성이 있습니다.

감퇴하는 욕구가 있는 반면 잘 감퇴하지 않는 욕구도 있습니다. 바로 '행복해지고 싶은 욕구'입니다. 젊어서나 늙어서나 '행복해지고 싶은 욕구'는 똑같습니다.

이 '행복해지고 싶은 욕구'와 밀접한 관련이 있는 호르몬이 옥시토신입니다. 최근에 미디어에서 자주 다루고 있으니 이미 알고 있는 사람도 많을 듯합니다.

옥시토신의 별명은 '사랑 호르몬'으로, 사람이나 동물 등과 '유대감을 느끼는 순간' 나오는 호르몬입니다. 개나 고양이를 기르는 사람 또는 아이들을 접할 기회가 많은 사람은 옥시토신이 나와 행복감을 잘 느낀다고 하죠.

2022년 최신 연구에서는 18세에서 99세의 사람을 대상으로 조사한 결과, 나이 들면 옥시토신의 양이 줄기는 커녕 오히려 증가한다는 사실이 밝혀졌습니다.

도파민은 감소하지만 옥시토신은 증가한다. 이 대목에서 알 수 있는 사실은 인간은 나이와 상관없이 행복을 갈망한다는 점과 그 행복은 유대를 통해 얻을 수 있다는 점입니다.

젊을 때는 생리적 욕구가 강하지만 나이 들면 균형이 달라져 '유대' 같은 사회적 욕구가 차지하는 비율이 높아집니다. 이 사회적 욕구는 사회 공헌으로도 이어집니다.

자원봉사 등 '타인을 위해 무언가를 함'으로써 자신의 행복도가 오르는 것은 뇌의 변화입니다.

생리적 욕구가 감퇴하는 대신 타인과 유대하고 타인에게 이바지하기를 바라게 된다. 이것이 이른바 '인간의 성숙' 아닐까 싶습니다. 돈을 벌기보다 남에게 도움이 되고 싶다, 인정받고 싶다는 마음이 나이와 더불어 커가는 것은 인간으로서 성숙해진다는 증거입니다. 유명한 매슬로의 5단계 욕구 이론을 보면, 맨 밑에 생리적 욕구가 있고, 그것이 충족되면 사회적 욕구를 충족하려 하고 최종적으로 자아실현 욕구가 생깁니다. 이는 최신 뇌과학에서 증명되었습니다. 이 욕구에 반하여 살아가는 사람은 행복도가 오르지 않으며 노인 뇌가 진행될 가능성도 커집니다.

매슬로의 5단계 욕구 이론

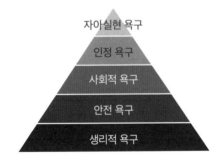

부부 금슬이 좋으면 뇌가 건강해진다

'우리 남편(우리 아내)은 몇 번을 말해도 달라질 기미가 안 보여!'

이런 생각을 하는 사람이 적지 않은 듯합니다.

'물건도 안 치우고 밥을 먹으면 그대로 둬. 설거지통에 그릇을 갖다 놓은 적이 단 한 번도 없어. 몇십 년 동안 그렇게 잔소리를 해도 전혀 안 변해…'

부부 싸움의 원인은 왜 매번 똑같을까요? 왜 몇 번씩 같은 말을 해도 상대는 달라지지 않을까요?

부부는 오랜 세월 함께 살다 보면 아무래도 권태기에 빠지기 마련입니다. 공통 화제는 옛날이야기나 TV 이야기 정도. 그런 관계에 조금 싫증이 난 사람에게 부부 관계가 좋아지는 비결을 전수하겠습니다. 뇌의 성질에 따른 맞춤 해결법이죠.

사실 부부 관계에 관한 연구는 다양하게 이뤄지고 있습니다. 세계 어딜 가나 같은 이유로 고민하는 사람들이 많은 탓입니다.

부부 관계가 좋아지는 방법은 다음 두 가지입니다.

1. 부부가 새로운 일에 함께 도전하기

2. 기념일 제대로 챙기기

애개? 조금 실망스러울 수도 있지만, 이처럼 간단한 방법으로 부부 관계가 크게 달라집니다. 구체적으로 설명하겠습니다.

1. 부부가 새로운 일에 함께 도전하기

이때는 '비일상적인' 일을 함께 체험하는 것이 중요합니다.

부부가 둘 사이에 베개를 끼우고 장애물경주를 하는 실험이 있는데, '사이좋아지는 효과'가 매우 탁월했습니다.

제한 시간은 60초로, 두 사람이 서로 장단을 맞추며 한껏 신이 나서 골인합니다. 말 그대로 비일상적 체험인 셈이죠.

다시 말하지만, 평소에 하지 않던 일을 하는 것이 중요합니다. 따라서 집 근처 마트에 함께 가는 정도로는 효과가 없습니다. 안정을 넘어선 불안정 영역을 함께 체험하는 것이 좋으며, 혼자서는 불안하지만 둘이라면 괜찮다 싶은 일을 해보는 방법도 있습니다.

〈고령자가 즐길 수 있는 비일상적 체험〉

보트에서 함께 노 젓기, 숨바꼭질, 눈 감은 채 무슨 음식인지 알아맞히기, 유령의 집 방문, 스포츠 관람, 어떤 이야기가 전개될지 예측할 수 없는 두근두근 액션영화 또는 로맨스영화 감상 등.

예상치 못하거나 불안정한 일을 함께 체험하면 권태기를 이겨낼 수 있습니다!

그리고 '흔들다리 효과'라는 것이 있습니다. 흔들다리 위처럼 이리저리 흔들리는 장소에서 아슬아슬한 경험을 함께하거나 강한 공포를 느끼는 장소에서 만난 상대에게 쉽게 호감을 느끼는 현상이죠.

함께 체험하면 기억에 강렬하게 남아 그때의 즐거움과 행복감이 지속됩니다. 반면 예컨대 함께 쇼핑하는 체험으로는 즐거움이나 행복감이 오래가지 않습니다.

2. 기념일 제대로 챙기기

"생일 같은 건 이젠 기쁘지 않으니 축하도 선물도 필요 없어."

배우자가 이런 말을 하지는 않나요? 이는 부부 관계를 권태기에 빠트리는 안 좋은 말입니다. 물론 뇌에도 좋을 리 없습니다.

부부 사이가 좋아지는 비결 두 번째는 '기념일 제대로 챙기기'입니다. 그런데 꼭 기념일이 아니어도 괜찮습니다.

이를테면 부부가 함께 특별한 식사를 하는 것도 효과가 있습니다. 이때 '특별한 음식을 주문해서 집에서 먹는 것'이 아니라 '평소에는 좀처럼 갈 일 없는 레스토랑에 가는 것'이라는 대목에 주의하세요. 그래야 '새로운 것을 체험한다'는 실감이 나기 때문이죠. 이는 앞서 소개한 '부부가 함께 새로운 것에 도전하기'와 마찬가지입니다.

사이좋은 사람이 단 한 명만 있어도 인지기능과 행복도가 상승한다

일본은 전 세계에서도 행복지수가 높지 않은 나라입니다. 1위 핀란드부터 8위 노르웨이까지, 상위 8개국은 유럽 국가들이 독점하고 있습니다.

반면 일본은 54위[*]입니다.

일본인들도 분명 행복해지고 싶을 텐데, 왜 행복을 느끼기 힘든 걸까요?

하버드대학교의 연구 중에 재미있는 데이터가 있습니다. '인간관계에서 만족도가 높을수록 행복도가 높다'라는 것입니다. 부부, 자식, 친구, 상대가 누구든 나와 사이 좋다고 생각하는 사람이 있으면 사람은 행복을 실감할

---

[*] 우리나라는 59위다.

| 세계 행복지수 순위 (2022년도)

순위	국가
1	핀란드
2	덴마크
3	아이슬란드
4	스위스
5	네덜란드
6	룩셈부르크
7	스웨덴
8	노르웨이
:	
:	
52	모리셔스
53	우즈베키스탄
54	일본
59	**한국**

출처: UN 세계 행복 보고서World Happiness report

수 있습니다.

부부지만 그다지 사이가 좋지 않거나 서로 무심한 경우도 많고, 자식과의 관계가 나쁘지는 않지만 '사이가 좋다'라고까지 할 수 있을까 하면 고개를 갸우뚱하게 됩니다.

친구 관계에서도 아는 사람은 많지만 '사이좋다'라고

말할 수 있는 친구는 과연 얼마나 될까요.

이렇게 생각해보면 사이가 좋은 사람이라는 건 간단한 듯 간단치 않은 관계인지도 모릅니다.

인간은 사회적 동물이므로, 혼자 살기보다는 주변 사람들과 유대감을 느끼며 살아가야 행복도가 높아지는 존재입니다. 뇌에서 유대감을 느끼는 순간, 옥시토신이 나와 뇌를 활성화해 인지기능을 높이는 효과도 있죠.

반대로 고령기에 느끼는 고독감은 치매 발병률을 높입니다. 고독감과 치매 발병 가능성은 비례합니다.

이를테면 배우자와 사별한 사람이 극심한 고독감에 치매가 생겼다는 이야기를 심심찮게 듣습니다. 또 갑자기 확 늙어버리는 사람도 있죠. 고독감은 뇌의 큰 적입니다.

누군가와 유대가 형성되면 뇌의 시상하부에서 옥시토신이 분비될 뿐 아니라 뇌를 활성화합니다. 뇌의 전두엽전영역을 활발히 사용하므로 뇌의 노화를 더 늦춰 노인 뇌를 개선하죠. 특히 상대의 눈을 보며 이야기하면 전두엽전영역이 더욱 활성화된다는 사실이 도호쿠대학교의 연구에서 밝혀졌습니다.

슈퍼 에이저는 '긍정적인 사회관계' 수준이 높다고 합니다. 유대가 만들어내는 효과죠.

반면 불편하거나 싫은 사람과의 관계는 뇌에 스트레스를 줍니다. '부정적 사회관계'는 뇌에 좋은 영향을 미치지 않습니다. 뇌에 좋은 건 긍정적 사회관계입니다.

중요한 것은 관계의 양보다 질

한 가지 포인트가 더 있습니다. 긍정적인 사회관계라 하더라도 그 수가 너무 많지 않은 편이 좋습니다. 너무 많으면 뇌가 미처 다 처리하지 못하기 때문입니다. 양보다는 관계의 질이 중요하죠. 허심탄회하게 대화할 수 있는 친밀한 사람의 존재가 중요합니다.

이미 그런 사람이 있다면 다행이지만, 없다면 그런 사람을 만들도록 합시다. 그런데 이런 목소리도 들려옵니다. "아내는 무슨 얘기든 할 수 있는 사이가 아니야." "자식들은 가치관이 너무 달라." "직장 동료나 지인은 늘어났지만, 어른이 되니 '친구'를 사귀기는 힘들어."

이런 사람들을 위한 친구 만들기를 244쪽에서 소개합니다.

참고로 사이좋은 사람이 단 한 사람만 있어도 뇌의 인지기능은 물론 행복도도 상승하지만, 그렇다고 두 사람 이상 있으면 안 된다는 말은 아닙니다. 여러 명 있으면 좋은 일이죠(물론 과하지 않은 범위 내에서). 또 뒤에서 설명하겠지만, 새로운 인간관계를 형성하는 것도 뇌에 자극을 줍니다. 사이좋은 사람이 한 사람 이상 있고, 새로운 인간관계 맺기에도 도전한다. 이것이 뇌를 활성화하는 하나의 방법입니다.

조금 샛길로 빠지자면 이런 조사 결과도 있습니다.
"아담한 술집에 자주 가는 사람은 행복도가 높다."
별걸 다 조사한다는 생각이 들지만 이 결과는 흥미롭습니다. 규모가 큰 술집에 가는 사람보다 작은 술집에 가는 사람이 타인과의 친밀도가 증가하고, 그곳에서 나누는 대화가 뇌의 인지기능을 향상시키는 겁니다.
이 조사 결과는 '단골 스낵바나 술집이 있는 사람이 행복도가 높다'라는 뜻이기도 합니다. 그러고 보니 지인

중에 스낵바를 즐겨 찾는 사람이 여럿 있는데, 다들 단골 스낵바가 있어서 기쁜 듯 그곳에서 벌어진 이야기를 유쾌하게 들려주곤 합니다.

'자유로운 사람'은 잘 늙지 않지만 '성실한 사람'은 쉽게 늙는다

이 밖에 슈퍼 에이저에게 공통된 법칙이 또 있습니다. 자유롭고 좋아하는 일을 하는 사람이라는 점입니다. 예컨대 좋아하는 음식을 먹는 사람이 많습니다. 음식 외에도 자신에게 '제약'을 두지 않고 좋아하는 일을 하는 사람이 많죠.

'이걸 하면 안 돼.' '이건 참아야 해.' 이런 식으로 자신에게 제약을 두지 않는 사람이 장수할 가능성이 높습니다.

왜냐하면 우리 뇌는 제약을 걸면 상태가 저하되어 의욕 호르몬인 도파민이 잘 나오지 않기 때문입니다.

거꾸로 말하면, 다음과 같은 사람은 자신에게 제약을 거는 경향이 있으니 조심해야 합니다.

- 지나치게 성실하다
- 외고집
- 자신에게 엄격하다
- 새로운 일을 시작하지 못한다

자신에게 거는 제약은 뇌에는 하나도 좋을 것이 없습니다. 실제로 슈퍼 에이저만 보더라도 좋아하는 음식을 먹고, 고령에도 새로운 것을 시작하며, 적당히 술도 즐기는 사람이 많죠. 미국의 최고령자였던 세라 나우스(119세 사망)는 채소를 싫어해 먹지 않았다고 합니다. 영국 최고령 기록을 가진 군인 출신의 헨리 앨링햄(113세 사망)은 담배와 위스키, 여자와 유머를 좋아했다고 하죠. 스트레스는 뇌의 노화를 앞당긴다는 사실이 여러 연구를 통해 밝혀진 바 있으니 되도록 뇌에 스트레스를 주지 않는 편이 바람직합니다. 일본인 2만 명을 조사한 연구에서도 사람은 스스로 결정할 수 있는 자유로운 환경에 있을 때 건강과 인간관계에서 가장 행복도가 높았다고 합니다.

또 좋아하는 일을 하면 다양한 자극이 이뤄진다는 점도 뇌에 좋습니다. 이를테면 좋아하는 음식을 먹을 때 드는 '맛있다!'는 감정은 미각뿐 아니라 후각, 시각 등 다양한 자극을 줍니다.

'나이 생각해서 이런 건 안 먹는 게 좋아' 하고 스스로 제약할 것이 아니라 '좋아하는 음식은 내 몸이 원하는 것' 정도로 여기며 자유로이 취향을 우선해서 살아가는 편이 뇌의 젊음을 유지하는 비결입니다(단, 질병 등으로 제한해야 하는 경우에는 그 점도 고려하세요).

나이와 상관없이 뇌의
신경 네트워크를 늘리는 방법

'요즘 뭘 해도 귀찮고 의욕이 안 생겨.'

이런 감정이 강해졌다면 이미 노인 뇌가 진행된 상태입니다. 의욕 뇌가 늙어간다고 할 수 있죠. 그러나 이럴 때 도파민이 분비되게 하는 좋은 방법이 있습니다. 하고자 하는 일을 20초간 해보는 겁니다. 뇌에는 작업 흥분이라고 해서, 일단 하기 시작하면 그대로 해나가는 성질이 있습니다(예컨대 청소는 귀찮지만 '20초 동안만 해보자' 하고 시작하면 결국 한동안 청소를 하게 되죠).

우리는 큰일을 하려고 하면 선뜻 몸이 움직이지 않지만 작은 일이라면 쉽게 할 수 있다고 생각합니다. 슈퍼 에이저도 마찬가지입니다. 대단한 일을 하는 것처럼 보이지만 의외로 작은 일부터 시작하는 경우가 많죠. 걷기부터 시작했는데 의외로 재미있어 마라톤에 도전하고, 단순한 삶이 좋아서 매일 사진을 올렸더니 인스타그램 유명인이 되는 등 뭐든 사소한 일에서 출발합니다.

그리고 새로운 일에 도전하는 것 또한 뇌를 활성화합니다.

새로운 일에 도전하기는 뇌의 기능 유지에 효과가 있습니다. 새로운 일에 도전하면 뇌의 신경 네트워크가 증가하기 때문이죠.

인간의 뇌는 나이 들면서 점점 세포가 줄어 신경 네트워크도 감소하리라 생각하기 쉬운데, 반은 맞고 반은 틀립니다. 뇌세포 수가 감소하는 건 맞지만, 신경 네트워크는 노화로 인해 감소하지 않습니다. 오히려 경험과 더불어 증가하죠.

신경 네트워크란 방대한 신경세포의 연결을 말하며, 이 네트워크가 기억과 학습, 운동, 나아가 생존에 필요한 수많은 지식 등 뇌의 다양한 활동을 뒷받침합니다.

이를테면 무언가 새로운 일을 시작하면 신경과 신경을 잇는 네트워크가 새로이 생겨납니다. 이 능력은 고령자에게서도 나타나죠. 신경 네트워크의 수는 나이와 상관없이 늘릴 수 있습니다.

그러나 새로운 일을 하지 않으면 자극이 유입되지 않아 네트워크가 형성되지 않습니다.

고령에도 뇌가 늙지 않는 슈퍼 에이저는 뇌신경 네트워크의 수가 많다고 알려져 있습니다. 슈퍼 에이저들은 새로운 일에 도전하는 사람들뿐이니 수긍이 갑니다.

국립장수의료연구센터의 니시다 유키코西田裕紀子 부부장의 대규모 조사에서 밝혀진 사실이 있습니다. 40~81세 남녀 1591명을 6년간 조사한 연구에 따르면, '새로운 것을 좋아하는 사람'은 나이가 들어도 뇌의 인지기능이 거의 저하되지 않는다는 결과가 나온 겁니다.

새로운 일에 도전하지 않는 사람은 원래 인지기능이 낮은 사람이 많으며 6년 뒤에는 더 낮아졌습니다. 그러나 '새로운 일에 도전하기를 좋아하는 사람'은 6년이 지나도 뇌의 인지기능이 거의 떨어지지 않았죠. 또한 지적 호기심이 많을수록 기억 정착률도 향상됐습니다.

'뇌에 자극을 주는 사람'과 자주 만나자

감소하는 욕구들을 더 이상 줄어들지 않게 하는 것 또한 뇌의 노화를 방지하기 위해 필요합니다.

포인트는 '자극'입니다. 이를테면 코로나바이러스 여파로 사람을 만나거나 외출할 기회가 대폭 줄어든 사람은 뇌로 가는 자극도 급격히 감소합니다.

의식적으로 뇌에 주는 자극을 늘리는 것이 '욕구' 저하를 막는 비결입니다. 특히 타인과의 교류에서 얻는 자극은 뇌에 큰 자극을 주죠. 옥시토신이 도파민도 활성화하기 때문입니다. 사회적 유대는 우리에게 큰 행복을 줄 뿐 아니라 살아갈 의욕, 무언가 하고자 하는 의욕을 만들어 낼 가능성이 있습니다. 특히 의식해야 할 부분은 늘 같은 사람보다는 젊은 사람이나 슈퍼 에이저와 만날 기회를 늘려 자신의 뇌에 자극을 주는 것이 효과적이라는 점입니다.

새로운 취미나 사회 활동을 시작하면 그런 계기를 만들 수 있습니다. 구체적인 방법은 146쪽에서 소개하고 있으니 꼭 실천해보기를 바랍니다.

무리하면
뇌는 늙는다

새로운 일에 도전하기. 물론 중요하지만 주의할 점이 있습니다. 바로 '무리하지 않기'입니다.

"젊을 때는 좀 힘들어도 거뜬했는데, 예순이 넘으니 몸이 버티질 못해. 조금만 무리해도 컨디션이 안 좋더라고."

얼마 전 60대 지인이 이런 말을 했습니다. 여러모로 좀 더 열심히 살고픈 마음은 있지만, 몸이 말을 듣지 않아 스트레스를 받기도 한다고 합니다.

그러나 60세를 넘어 무리하지 않는 건 뇌의 측면에서 보더라도 바람직한 행위입니다. '무리'가 뇌의 노화를 촉진하기 때문이죠. 무리하면 뇌는 스트레스를 느끼고, 그 스트레스가 노화를 앞당깁니다.

다만, 무리하면 안 된다고 해서 너무 게으름을 피우거나 빈둥빈둥 편안하기만 한 것도 뇌에는 좋지 않습니다.

'중용中庸'이라는 개념이 있습니다. 중용이란 균형 잡힌, 에너지가 가장 높은 상태입니다. 이 균형이 무너지면 병에 걸리거나 정신적으로 피폐해지기도 하죠.

사실 신경이 잔뜩 곤두선 고령자의 뇌 역시 균형이 무너진 상태입니다. 신경이 곤두섰을 때의 뇌는 좌뇌만 활동하고 있죠. 이런 불균형은 뇌에 부담을 주므로, 좌뇌와 우뇌의 균형이 잡힌 상태가 바람직합니다.

뇌의 균형뿐 아니라 몸의 균형이 무너지는 것도 뇌를 늙게 하는 원인입니다. 예컨대 다리를 꼬는 것도 좋지 않습니다.

다리를 꼬고 앉으면 척추가 뒤틀립니다. 그러면 골격에 변형이 생기죠. 좌우 어느 한쪽으로 몸이 기울어져 있으면 뇌는 균형을 잡고자 조정을 합니다. 뇌도 움직이는 것이죠. 이 또한 뇌에 스트레스를 줍니다.

이처럼 발에서도 노인 뇌가 진행되는 겁니다. 나이 들어도 뇌가 늙지 않는 사람, 활기 넘치는 사람은 자세가 바른 사람이 많지요.

잠시 샛길로 빠졌는데 본론으로 돌아오겠습니다.

저의 연구 주제 중 하나로 '성공한 사람의 뇌'가 있습니다. 성공한 사람의 공통점을 조사하고 있는데, 성공하는 데 필요한 조건 가운데 하나가 '무리하지 않는 것'입니다.

의외라는 생각이 들지도 모르겠습니다. 성공한 사람은 아등바등해서 성공을 쟁취한 듯 보이지만, 사실 '무리하지 않는 것'이 중요한 요소였던 셈이죠.

아등바등 '내가 할 수 있는 범위' 밖의 일을 하는 사람은 일시적으로는 성공한 듯 보여도 그 성공을 유지하기가 힘듭니다.

자신이 잘하는 영역에서 무리하지 않고 임하는 자세가 오랫동안 좋은 성과를 얻는 비결입니다.

중·노년에만 존재하는 '휴식 유전자'가 뇌의 손상을 막는다

'장수 유전자'라는 말을 들어본 적 있나요? 수명과 노화를 제어하는 유전자를 말합니다.

최근 이 장수 유전자와 관련해 놀라운 발견이 있었습니다. 바로 '레스트REST 유전자'입니다. 저는 이를 '휴식 유전자'라고 부릅니다(레스트 유전자의 'REST'는 원래 전혀 다른 의미).*이 발견이 대단한 이유는 휴식 유전자가 뇌손상을 막아주는 존재이기 때문입니다.

2019년 하버드대학교 연구팀이 뇌 은행에 제공된 고령자의 뇌를 조사한 결과, 100세가 넘은 사람의 뇌에서는 70~80세에 사망한 사람보다 '레스트'라는 유전자가 많이

---

* RE1-silencing transcription factor의 약자.

발견되었습니다.

　휴식 유전자는 뇌 활동의 과도한 활성을 억제하는 역할을 하는데, 몸 전체의 활동을 느슨하게 만들어 부담을 주지 않음으로써 뇌의 수명을 늘리는 효과가 전 세계적으로 주목받고 있습니다.

　지금까지 뇌를 활성화하기 위해 새로운 일에 도전하거나 새로운 인간관계를 만들어보라고 권장했으나 '과잉'은 금물입니다. 뇌의 활성화는 중요하지만 '과잉 활성화'는 억제해야 합니다. 중년, 노년이 된 뒤에도 젊을 때처럼 활발히 활동하면 세포가 쉽게 손상됩니다. 젊을 때처럼 행동하는 것은 세포의 관점에서 보면 바람직하지 않습니다. 하지만 일단 몸에 밴 사람은 좀처럼 습관을 바꾸기 힘들죠. 자신도 모르게 과도한 활동으로 몸에 부담을 줍니다.

　그럴 때 제동을 걸어주는 것이 휴식 유전자입니다.

　중·노년이 되면 젊은 시절의 정열과 의욕이 사그라드는데, 이는 자신에게 부담을 주지 않기 위한 방어 기능이기도 합니다. 그러니 '요즘은 예전처럼 무언가에 열정이 생기지 않아', '의욕이 떨어졌어' 같은 현상이 꼭 나쁜 것만은 아닙니다. 오히려 내 몸과 뇌를 지키기 위해 필요한 일이기도 하죠. 그 대신 냉정함이 생깁니다.

한때 눈부시게 활약하다가 정열과 의욕이 사그라들자 '내가 왜 이럴까?', '예전의 나로 돌아가고 싶어'라며 고민하는 사람이 있는데, 이는 나이가 들면서 생기는 현상으로 일정 부분 받아들일 수밖에 없습니다. '정열과 의욕이 사그라드는 건 내 탓이 아니라 유전자 탓'이라고 생각하는 편이 나을 수도 있죠. 실제로 이 휴식 유전자는 뇌의 노화를 억제해 알츠하이머치매를 예방합니다.

생각해보세요. 60세, 70세가 돼서도 젊을 때처럼 활동한다면 몸이 남아나지 않을 겁니다. 생명을 보호하는 차원에서라도 필요한 일이죠.

나이 들면서 정열이나 의욕이 떨어진다는 건 휴식 유전자가 정상적으로 기능하고 있다는 증거이기도 합니다. 그러니 관점을 바꿔 '냉정함'을 강점으로 삼는 자세가 필요합니다.

레스트 유전자를 비롯한 장수 유전자의 역할 중 하나는 쉽게 말해 '나를 아끼는 것'입니다.

다시 말하지만, 이제껏 '새로운 일에 도전하는 것'이 중요하다고 하더니 '모순 아닌가?'라는 생각이 들 수도 있습니다. 맞습니다. 그것이 바로 뇌의 재미있는 점으로, 어느 한쪽으로 치우치는 건 좋지 않습니다. 중요한 건 균형입니다. 도전을 하거나 삶의 보람을 느끼는 것도 중요하지만 과하지 않아야 합니다. 자신을 아끼는 것도 중요하지만 지나치면 오히려 역효과입니다. 앞서 말한 '중용'을 잊지 맙시다.

'삶의 보람'만 있다면 나이와 상관없이 뇌는 크게 변화한다

"삶의 보람이 무엇인가요?"

이런 질문을 받으면 여러분은 어떻게 대답하겠습니까? 곧바로 대답한 사람은 뇌의 인지기능이 잘 쇠퇴하지 않는 사람입니다.

미국에서 '삶의 보람과 뇌의 관계성'을 조사한 이런 연구가 있습니다.

▶ 조사 내용

250명의 고령자를 10년에 걸쳐 조사해 사망했을 때 뇌를 해부함.

그러자 생전에 삶의 보람을 가진 사람과 그렇지 못한 사람 사이에 뚜렷한 차이가 나타남.

삶의 보람이 있는 사람은 뇌가 위축된 상태여도 인지기능이 높음.

삶의 보람은 이래야 한다 같은 기준은 없습니다. 본인이 진심으로 그렇게 생각한다면 뭐든지 괜찮습니다.

식물을 기르고 싶다, 우표를 수집하고 싶다, 골프를 끝까지 파고 싶다, 손자를 돌보고 싶다… 정말 뭐든지 좋습니다.

이를테면 아이돌을 응원하는 것이 삶의 보람일 수도 있고, 스포츠 후원자로 나서보는 것도 좋습니다. 여행을 삶의 보람으로 삼는 것도 좋겠네요. 사실 여행 간다는 목표를 세우는 것만으로도 인지기능이 향상되는 것으로 알려져 있습니다.

여행 계획이 있으면 그 여행을 떠나기까지 왠지 일도 열심히 하게 되고 기운이 나지 않던가요? 바로 그 느낌입니다. 계획을 세우기만 해도 뇌의 전두엽전영역이 활성화되죠.

또한 삶의 보람은 큰 것보다는 작고 달성하기 쉬운 것이어야 전두엽전영역 끝의 이마극이라는 영역이 활성화됩니다.

반대로 삶의 보람이 없으면 뇌기능이 저하될 가능성이 있습니다.

특히 코로나바이러스로 인해 외출도 하지 않고, 운동도 하지 않고, 삶의 목표도 없다면 뇌에는 부정적인 것들만 겹겹이 쌓이고 맙니다. 당연히 치매에 걸릴 위험도 커지죠.

삶의 목표를 일상에 녹아들게 하면 어떨까요.

연간 목표라면 여행이나 콘서트 가기. 일상 목표라면 '이 일을 끝내면 케이크를 먹자' 같은 것이죠.

매일 저녁 마시는 반주를 낙으로 일하는 사람도 있는데, 이 또한 뇌과학적으로 바람직한 행동입니다. 노인 뇌를 개선하고 예방하는 효과를 기대할 수 있죠.

매일 할 수 있는
'뇌에 좋은 생활 습관'

'매일 한 가지씩, 뭔가 새로운 걸 하자'라고 마음먹은 지인이 있습니다. 이 사람은 아주 사소한 것이라도 좋으니 지금까지 안 해본 일을 하자고 다짐한 뒤 이를 습관화하고 있다고 합니다.

이를테면 마트나 편의점에서 한 번도 사본 적 없는 과자 사기, 집 근처지만 안 다녀본 길로 다녀보기, 한 번도 본 적 없는 TV 방송 보기, 레스토랑에서 먹어본 적 없는 메뉴 주문해보기… 뭐든 상관없다고 합니다.

이 이야기를 듣고 이 사람은 '뇌에 좋은 생활 습관'을 잘 알고 있다는 생각이 들었습니다.

새로운 일을 하는 게 뇌에 좋다는 이야기를 여러 차례

했지만 이를 습관화하기 쉽지 않은 사람도 있습니다. 그런 사람의 이야기를 들어보면 '새로운 일'을 너무 거창하게 생각하는 듯해요. 이 지인처럼 '사소한 일'이면 충분합니다. 그것만으로도 뇌는 변화합니다.

예컨대 산책이나 출퇴근 때 오가는 길을 바꿔봅니다.

도서관이나 서점에 가는 습관을 들이는 것도 뇌에 좋은 행위죠.

사실 독서 습관이 있는 사람일수록 건강수명이 길다는 연구 보고도 있습니다.

'새로운 일'에는 행동뿐 아니라 환경을 바꾸는 것도 포함됩니다. 꽃이나 녹색식물로 방 꾸며보기, 방 배치 바꾸기, 침실 바꾸기, 베개 위치를 반대로 해보기 등 아주 사소한 것이라도 좋으니 꼭 한번 실천해봅시다.

뇌에 좋은 습관 예시

책상에 꽃이나 녹색식물 두기	반대쪽 발부터 신발 신기
옷 색깔 바꾸기	인사한 적 없는 사람에게 인사하기
평소 안 보던 장르의 영화 보기	새로운 전자제품 사기
평소 안 보던 TV 채널 보기	평소 안 먹던 메뉴 주문하기
스마트폰 대기 화면 바꾸기	걷는 속도 바꾸기
집 안 방향제 향 바꾸기	손톱 색상이나 화장법 바꾸기
평소와 다른 장르의 음악 듣기	헤어스타일 바꾸기
잠자리 위치나 방향 바꾸기	수염 기르기
새로운 입욕제로 목욕하기	안 타본 지하철 타기
식사 장소 바꾸기	낯선 가게에 들어가기
승강기가 아닌 계단으로 올라가기	편의점에서 안 사본 물건 사기
잠옷 바꾸기	호흡 방식 바꾸기
손가방 말고 배낭 메고 다니기	베개 바꾸기

3장

뇌가 늙었는지 어떻게 알 수 있을까?

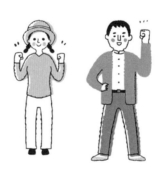

뇌의 노화 정도를
바로 알 수 있는 방법 ①

노인 뇌 증상은 이전과 비교해 빈도가 잦아졌다거나 정도가 심해진 부분을 스스로 깨닫기가 힘들기 때문에 '노인 뇌 자가 진단 목록'을 준비했습니다. 이 진단을 통해 나의 뇌 상태를 알 수 있죠. 이 서른다섯 항목을 체크해서 여러분의 노인 뇌를 진단해보세요.

당신은 노인 뇌? 노인 뇌 자가 진단 목록

여러분의 노인 뇌 유형을 알 수 있는 진단입니다. A~E 각각의 항목에서 해당하는 것에 체크한 뒤 각 개수를 적습니다. 곰곰이 생각하면 정확한 결과가 안 나올 수 있으니, 시간을 들이지 말고 직감으로 ∨ 표시를 해주세요.

A.   → ＿＿＿ 개

☐ 새로운 장소에 가는 것이 내키지 않는다.

☐ 집중력이 오래가지 않는다.

☐ 요즘 유행하는 노래를 들어도 잘 모른다.

☐ 먹고 싶은 게 별로 없다.

☐ 신제품에 관심이 없다.

☐ 예전에 비해 책을 잘 안 읽는다.

☐ '그때 그 시절'이 얼마나 좋았는지 같은 옛날이야기만 한다.

B.   → ＿＿＿ 개

☐ 사람 이름이나 얼굴을 기억하지 못한다(아이돌 얼굴이 모두 똑
   같아 보인다).

☐ 했던 말을 몇 번씩 또 할 때가 있다.

☐ 약속 날짜나 장소를 까먹는다.

☐ 잊은 물건이 없는지 몇 번씩 확인한다.

☐ 용무가 있어 그 장소에 갔는데 왜 갔는지 생각이 안 난다.

☐ 물건을 어디에 두었는지 잊어버린다.

☐ 집에 있는 줄 모르고 같은 물건을 또 산 적이 있다.

C.   → _____ 개

☐ 생각하고 물건을 사는 게 아니라 느낌으로 살 때가 많다.

☐ 정보를 곧이곧대로 받아들이는 경향이 있다.

☐ 동시에 두 가지 작업을 하지 못한다.

☐ 일정을 대충 어림잡다가 제시간에 못 맞춘다.

☐ 요리, 계산, 운전을 하다가 깜빡 실수할 때가 있다.

☐ 과거의 성공 경험에 얽매여 같은 선택을 한다(같은 메뉴를 주문 한다, 늘 같은 사람과 어울린다 등).

☐ 충동적으로 행동할 때가 많아졌다(기다리지 못한다).

D.   → _____ 개

☐ 다른 사람의 의견에 공감하는 일이 줄었다.

☐ 옷차림에 신경 쓰지 않는다.

☐ 다른 사람의 이야기를 잘 듣지 않는다.

☐ 비판받아도 개의치 않는다.

☐ 점원에게 반말을 자주 사용한다.

☐ 선물을 받아도 이제 기쁘지 않다.

☐ 무심코 상대에게 상처를 줄 때가 있다.

E.   → _____ 개

- ☐ 이름을 잘못 알아들을 때가 많다.
- ☐ 볼륨을 키우지 않으면 잘 들리지 않는다.
- ☐ 소음 속에서 대화나 전화 통화를 하기 힘들다.
- ☐ 고음이 잘 들리지 않을 때가 있다.
- ☐ TV나 음악 소리가 크다는 말을 듣는다.
- ☐ 소리가 어디에서 들리는지 잘 모른다.
- ☐ 상대가 빨리 말하면 무슨 말인지 이해하지 못한다.

진단 결과

A~E 각 항목에서 네 개 이상 해당하면 여러분은 아래의 노인 뇌 유형일 가능성이 높습니다.

A. 의욕 저하형 노인 뇌

당신의 뇌는 의욕 호르몬인 도파민을 분비하는 선조체의 기능이 저하됐을 가능성이 있습니다.

B. 기억 저하형 노인 뇌

당신의 뇌는 기억 중추라고도 하는 해마와 기억과 관련된 부분의 기능이 저하됐을 가능성이 있습니다.

C. 객관·억제 저하형 노인 뇌

당신의 뇌는 매사를 객관적으로 보고, 판단하고, 감정을 억제하는 전두엽전영역을 중심으로 한 부분이 저하됐을 가능성이 있습니다.

D. 공감 저하형 노인 뇌

당신의 뇌는 타인의 기분을 이해하는 전방대상피질과 도피질 등을 포함한 영역이 저하됐을 가능성이 있습니다.

E. 청각 저하형 노인 뇌

당신의 뇌는 음성 자극이 입력되는 속귀 조직과 청각중추, 인지기능 전반이 저하됐을 가능성이 있습니다.

노인 뇌 자가 진단을 할 때 본인이 잘못 인식하고 있을 위험성도 있으니 가족이나 친구 등 제삼자에게도 체크를 부탁해 자신의 진단과 비교하면 더 정확하게 판단할 수 있습니다.

자, 어떤가요? 생각 이상으로 노인 뇌에 해당하는 사람도 있을 테고, 의외로 아직 괜찮다고 느낀 사람도 있을 겁니다.

그런데 여기서 중요한 사실은 누구든 뇌의 노화가 진

행되는 건 바람직하지 않다는 점입니다. 하지만 노인 뇌의 진행을 막거나 노인 뇌를 멀리하는 다양한 방법이 최신 연구를 통해 밝혀졌습니다. 바로 이 책에서 소개하는 방법입니다.

그리고 아직은 노인 뇌가 아닌 사람도 그대로 두면 언젠가는 노인 뇌가 진행될 가능성이 있으니, 이 책에서 소개하는 방법을 예방에 활용해주세요. 80대, 90대가 되어도 뇌가 늙지 않는 다양한 방법을 소개하겠습니다.

여기서 한 가지, 세계를 놀라게 한 발견을 알려드리겠습니다.

뇌신경세포는 70세가 넘은 후에도 새로 생성된다는 사실입니다.

그동안 뇌신경은 어릴 때나 새로 생성되며 성인이 되면 더 이상 생성되지 않는다고 여겨졌습니다. 그러나 세계적 연구에서 성인이 된 뒤에도, 무려 90세가 되어도 신경이 재생된다는 사실이 밝혀졌습니다.

나이 들어 뇌가 위축되더라도 뇌기능(인지기능)이 전혀 떨어지지 않는 사람들은 이 신경 재생으로 항상 젊은 뇌를 유지할 수 있는 겁니다.

뇌의 노화 정도를
바로 알 수 있는 방법 ②

뇌의 노화 상태를 바로 진단할 수 있는 다른 방법이 있습니다. 바로 '한 발로 서기 진단법'입니다. 간단한 방법이니 자신의 상태를 파악하기 위해 꼭 한번 해보세요.

▶ 진단 방법

자리에서 일어나 눈을 감은 상태에서 한 발로 서주세요. 몇 초 동안 한 발로 설 수 있는지 시간을 잽니다.

※ 넘어질 위험이 있으니 무리하지 말고, 되도록 주변에 장애물이 없는 장소에서 시도하세요.

이 간단한 방법으로 뇌의 노화를 진단할 수 있습니다. 몇 초 동안 서 있을 수 있었나요?

기준은 30초입니다. 눈을 감고 30초 이상 한 발로 서 있을 수 있다면 뇌가 아직 젊은 상태입니다. 반대로 30초 미만인 사람은 노인 뇌가 진행된 상태입니다.

눈 감고 한 발로 서기 시간과 뇌 나이의 관계는 다음과 같습니다.

- 평균 58.8초 → 뇌 나이 30대
- 평균 32.9초 → 뇌 나이 40대
- 평균 23.7초 → 뇌 나이 50대
- 평균 9.4초 → 뇌 나이 60대
- 평균 4.5초 → 뇌 나이 70대
- 평균 2.9초 → 뇌 나이 80대

(국립장수의료연구센터에서 발표한 연령대별 평균치, 30대는 개별적으로 쉰 명의 평균치를 산출)

말하자면 뇌 나이와 반비례 관계입니다. 예컨대 4.5초 버틴 사람은 뇌 나이가 70대이고 32.9초 버틴 사람은 뇌 나이가 40대죠. 실제 나이는 80대인데 뇌 나이가 50대인 사람이 있는가 하면 그 반대인 사람도 있습니다.

먼저 자신의 뇌 상태를 파악해보세요.

또한 두 눈을 뜬 채 한 발로 섰을 때 20초 이상 버티지 못하는 사람은 작은 뇌출혈이 발생하는 '무증후성 열공성 뇌경색' 등의 가능성이 있으니 주의해야 합니다.

눈을 뜨고 한 발로 섰을 때는 오래 버틸 수 있는데 눈을 감는 순간 버티지 못하는 사람이 있습니다. 안타깝지만 이런 사람도 노인 뇌가 진행된 상태입니다.

평형감각은 눈을 뜨고 있을 때는 시각피질로 균형을 잡으려 합니다. 그 시각피질을 완전히 차단하면 시각 정보가 아닌 '진짜 신체 균형감각'으로 서려고 하죠. 이 '진짜 신체 균형감각'이 뇌 상태와 비례하는 겁니다.

따라서 먼저 자가 진단을 통해 뇌 상태를 확인해주세요. 눈을 감고 30초 이상 한 발로 서 있지 못하더라도 30초 이상 버틸 수 있도록 훈련하면 뇌를 단련할 수 있습니다.

훈련은 다음의 방법을 반복합니다.

눈을 감고도 30초 이상 서 있을 수 있을 때까지 매일 여러 번 연습합니다. 그러면 점차 익숙해져 한 발로 서 있을 수 있는 시간이 길어집니다. 이는 4장에서 설명하는 협응운동(→99쪽)의 하나로, 뇌에 좋은 운동입니다.

참고로 이 한 발로 서기는 단순히 근력의 문제가 아닙니다. 근력도 관련이 있지만 근력 외의 능력도 많은 관련이 있습니다. 만일 근력만의 문제라면 눈을 뜨든 감든 서 있을 수 있는 시간은 같아야 합니다.

한 발로 서기 연습은 단시간에 효과를 기대할 수 있습니다.

균형 능력은 일상생활에서도 매우 중요한 능력으로, 자립적인 생활이 가능한지 여부에도 영향을 미칩니다. 한 연구에서는 균형 능력이 높은 사람은 14년 뒤에도 자립생활 역량이 높다는 결과가 나왔습니다. 특히 여성은 빨리 걸을 수 있는 사람일수록 자립생활이 수월해지며, 균형 능력이 낮을수록 자립생활이 어려워지는 것으로 알려져 있습니다.

한 발로 서기는 넘어짐 방지 효과도 있습니다. 눈뜬 상태에서 30초 동안 한 발로 설 수 있는 사람을 조사해보니, 최근 1년간 넘어진 사람이 단 하나도 없었다는 연구 결과가 있을 정도입니다.

또한 눈을 뜬 상태에서 한 발로 서기 능력이 높은 사

람은 무릎관절의 가동 범위가 넓어 걸을 때 안정적으로 걸을 수 있습니다.

눈뜨고 한 발로 서기는 사망률과도 관련이 있습니다.

네 가지 신체 기능이 낮은 사람일수록 사망률이 높다는 데이터가 있습니다. 그 네 가지란 바로 '눈뜨고 한 발로 서기', '악력', '걷는 속도', '의자에서 일어나는 시간'입니다. 눈뜨고 한 발로 서기 시간이 30~90초라면 사망률이 1.12배, 30초 이하는 3.75배로 높아집니다. 악력이 약하면 사망률이 1.67배 높아지고, 걷는 속도가 느리면 사망률은 2.87배, 의자에서 일어나는 속도가 느리면 사망률은 2배가 됩니다. 또 눈뜨고 한 발로 서기가 가능해도, 두 발의 시간 차이가 10초 이상이면 로코모티브 증후군locomotive syndrome이라고 해서, 이동 능력이 저하될 위험이 커지는 것으로 알려져 있습니다.

한 발로 서기가 가능해지면 상상 이상의 건강 효과를 기대할 수 있습니다.

다섯 가지 유형의
노인 뇌

뇌에는 '늙기 쉬운 부위'가 있습니다. 그 부위를 바탕으로 노인 뇌를 다섯 가지 유형으로 분류할 수 있습니다.

- 유형 1 '의욕 뇌' 노화
- 유형 2 '기억 뇌' 노화
- 유형 3 '객관·억제 뇌' 노화
- 유형 4 '공감 뇌' 노화
- 유형 5 '청각 뇌' 노화

유형 1 '의욕 뇌' 노화

좀처럼 의욕이 나지 않는다. 이는 노인 뇌 특징의 하나입니다. 젊을 때는 성과를 내기 위해 누구보다 열심히 일하고, 시험을 앞두고 밤잠 줄여가며 공부하고, 휴가 때 여기저기 해외여행을 다니는 등 의욕에 넘쳐 이것저것 하기 바빴는데, 한 살 두 살 나이가 들며 의욕이 사그라들죠. 특히 젊을 때 의욕의 열량이 높았던 사람은 자신의 열량이 줄어든 것을 좀처럼 받아들이지 못합니다. '난 더 잘할 수 있어'라고 생각하지만 몸과 마음은 예전처럼 불타오르지 않으니 그 차이에 괴롭기만 합니다. 이것이 바로 '의욕 뇌 노화'입니다.

또 먹고 싶은 게 바로 떠오르지 않는 등 '욕구'가 점점 줄거나 지금껏 해오던 일이 귀찮아지는 것 역시 노인 뇌일 가능성이 있습니다. 이를테면 해마다 보내던 연하장이 귀찮아져서 그만둔 사람은 조심해야 합니다.

의욕 뇌의 중추는 뇌의 보상 시스템이라 할 수 있는 선조체입니다. 선조체는 새로운 일이나 설레는 일이 있으면 활성화돼 의욕 스위치가 켜집니다. 이 스위치가 나이 들면서 잘 켜지지 않는 것이 의욕 뇌 노화죠. 도파민 신경과 남성호르몬 분비가 감소하는 것도 관련이 있습니다. 하지만 60대, 70대에도 의욕 스위치를 켜는 방법이 있습니다.

자세한 내용은 4장 이후를 읽어보세요.

'의욕 뇌' 노화의 특징	
모든 의욕 저하(생활, 취미, 일 등)	집중력 저하
유행을 따라가지 못한다	신상품에 관심이 가지 않는다
옛날만 그리워한다	과거에 연연한다

유형 2 '기억 뇌' 노화

만난 사람의 얼굴을 기억하지 못한다. TV에 나오는 배우의 이름이 잘 떠오르지 않는다. 약속을3 깜빡 잊어버린다…. 건망증이 심해지는 현상 또한 노인 뇌의 특징입니다.

기억과 관련된 뇌 능력은 젊을 때 정점을 맞이합니다. 21~22쪽에서 자세히 설명했듯이, 사람의 이름과 얼굴을 기억하는 능력은 20~30대에 정점에 도달합니다. 60대, 70대, 80대, 나이 들면서 기억 뇌가 늙어가는 건 자연스러운 일이지만, 이에 맞설 방법이 있습니다.

이 기억에 관여하는 부위가 뇌의 해마입니다. 단기기억을 저장하는 역할과 '이건 장기기억으로 저장해야겠어!' 하는 정보를 대뇌로 보내는 역할을 하죠. 이 해마의 기능이 떨어지면 기억력에 영향을 미칩니다. 건망증이 심해지고 옛날 일이 생각나지 않기도 합니다.

해마를 의식적으로 단련하면 노화로 인한 기능저하를 막을 수 있습니다.

'기억 뇌' 노화의 특징	
건망증이 심해진다	했던 이야기를 자꾸 또 한다
사람의 얼굴이나 이름을 기억하지 못한다	
"어라? 뭐였더라?"라는 말을 자주 한다	
어제 뭘 먹었는지 잘 생각나지 않는다	

유형 3 '객관·억제 뇌' 노화

쉽게 짜증이 나고 감정을 억제하기 힘들다. 남의 말을 아무 의심 없이 믿는다. 일상에서 실수가 잦다. 이는 뇌의 억제가 불가능하고 계획을 세우지 못하는 유형의 노인 뇌로, 뇌의 사령탑인 전두엽전영역이 쇠퇴했을 가능성이 있습니다.

가게 점원에게 함부로 하는 노인이 바로 이 유형입니다. 신경질을 잘 내고 감정을 억제하지 못하는 건 유형 3 노인 뇌의 특징이죠.

또한 보이스 피싱에 걸려드는 사람도 있습니다. 뉴스에 자주 나오니 조심해야지 하다가도 교묘한 사기 수법에 덜컥 걸려듭니다. 뉴스에서 보이스 피싱 피해 사례를 보면 왜 저런 말에 넘어갈까 싶지만, 이 유형의 사람들은 타인을 적당히 의심하는 일에 취약해 상대를 별생각 없이 믿어버립니다. 매사를 다양한 관점에서 볼 수 없는 상태죠.

마지막은 실수형입니다. 계산 실수나 운전 중 부주의, 약속을 깜빡하는 등 작은 실수부터 큰 실수까지, 주의력 부족으로 실수를 저지르는 사람도 이 노인 뇌일 우려가 있습니다.

이런 문제는 전부 뇌의 사령탑이기도 한 전두엽전영역의 기능저하가 주요 원인입니다. 기억이나 감정, 학습이나 언어 등을 제어하고 판단하는 것이 전두엽전영역으로, 이 부위의 기능이 저하되면 감정 억제력과 주의력이 약해집니다. 쉽게 짜증 내는 사람은 전두엽전영역의 기능저하를 자각하고 대책을 세우는 편이 좋습니다.

객관 뇌와 억제 뇌의 노화도 개선책이 있으니 안심하세요. 이 책에서 소개하는 노인 뇌 개선법을 꼭 실천해봅시다.

'객관·억제 뇌' 노화의 특징	
감정을 억제하지 못한다	분위기에 잘 휩쓸린다
위험성을 생각하지 않는다	정보를 의심 없이 받아들인다
운전 실수가 잦다	객관적인 판단을 하지 못한다
보이스 피싱에 잘 걸려든다	

유형 4 '공감 뇌' 노화

세상에는 타인에게 무례하게 구는 사람이 있습니다. 새치기하는 사람, 지하철에서 다른 사람을 밀치며 자리에 앉으려는 사람, 사회적 거리를 무시하고 바싹 다가오는 사람, 자기주장만 내세우는 사람…. 상대를 배려하지 않는 사람은 공감 뇌의 기능이 약하거나 저하됐을 가능성이 있습니다. 공감 뇌의 노화 역시 노인 뇌입니다.

이는 고령자에게만 국한된 이야기가 아닙니다. 젊은 사람 중에서도 지하철 안에서 소리가 새어 나오든 말든 이어폰으로 음악을 크게 듣는 사람은 공감 뇌의 기능이 약한 사람입니다. 이어폰에서 새어 나오는 음악 소리가 주위 사람들을 불쾌하게 한다는 걸 전혀 알아차리지 못하죠. 젊은 나이에 벌써 공감 뇌가 약하면 나이 들어 어찌 될까 걱정입니다.

공감 뇌와 관련된 뇌 부위는 여러 곳인데, 그중에서도 중요한 부위가 전방대상피질과 도피질입니다.

전방대상피질은 혈압과 심박수를 조절하는 부위로, 공감이나 감정, 의사결정 등 인지기능에도 관여합니다. 한편 도피질 역시 감정이나 직감 등 인지기능과 관련된 부위죠.

이 두 부위의 활동이 저하되면 공감 뇌의 노화가 일어납니다.

참고로 객관·억제 뇌와 공감 뇌가 모두 노화된 사람은 화를 잘 내고, 불평불만이 많고, 고집불통, 예전 방식에 얽매이는 특성을 보입니다.

그러나 이런 뇌 역시 개선하는 방법이 있으니 안심하세요.

'공감 뇌' 노화의 특징
남의 이야기를 듣지 않는다

유형 5 '청각 뇌' 노화

지금까지 설명한 네 가지 노인 뇌 유형 외에 '귀의 기능저하'도 노인 뇌를 촉진합니다.

귀가 어두워지면 노인 뇌를 더 가속화한다는 사실이 미국 콜로라도대학교 연구에서 밝혀졌습니다. 다른 사람의 목소리가 잘 들리지 않고 TV 볼륨을 키우지 않으면 들리지 않는 증상은 청각이 약해졌다는 증거입니다. 그러면 뇌는 청각을 보완하기 위해 시각피질이나 몸감각영역을 사용하려 합니다. 이는 뇌의 성질을 변화시켜 인지기능을 떨어뜨리죠. 귀가 어두워지는 것은 노인 뇌의 중요한 신호입니다.

노인 뇌는 이 다섯 가지 요소를 말합니다. 이 다섯 가지 요소는 몇 가지가 동시에 발생하기도 하고, 개중에는 모든 요소가 다 나타나는 사람도 있습니다.

또 노인 뇌는 고령자에게만 나타나는 증상이 아닙니다. 30대와 40대 가운데도 노인 뇌가 되기 시작하는 사람이 꽤 있습니다. 관리도 하지 않고 생활 습관도 개선하지 않는다면 노인 뇌는 점차 진행되죠.

이 책에서 소개하는 개선법과 예방법을 실천해 노인 뇌를 물리칩시다.

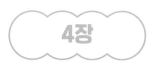

4장

뇌가 늙지 않으려면 어떤 운동을 해야 할까?

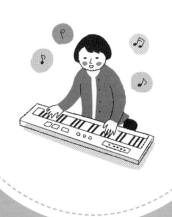

운동을 한다면 걷기보다 '뇌 활성 드리블'

여기서 문제입니다.

'걷기는 뇌를 활성화하는 효과가 있다.'

○, ×?

정답은 △.

뇌를 활성화하기 위해 운동은 유효합니다. 면역기능을 높이고 근력을 강화하는 등 다양한 효과가 있죠. 그렇다면 뇌의 인지기능을 향상시키는 가장 좋은 운동은 무엇일까요? 사실 어떤 운동이든 다 좋은 건 아닙니다. 그럭저럭 효과가 있는 운동과 효과가 뛰어난 운동이 따로 있지요.

▶ 효과가 그럭저럭 있는 운동

걷기, 달리기, 근육운동 등

▶ 효과가 뛰어난 운동

드리블, 평균대처럼 균형 잡는 운동 등

지난 30년간 이루어진 운동과 뇌에 관한 다양한 조사를 종합적으로 분석한 결과, 가장 효과가 뛰어난 운동은 '협응운동'이었습니다. 참고로 걷기 같은 유산소운동이나 근력운동보다 두 배 정도 효과가 있었다고 합니다. 협응운동이란 여러 동작을 동시에 하는 운동으로, 운동신경을 향상하는 방법으로 개발되었습니다. 뇌에서 몸으로 전달되는 속도를 더 빠르고 정확하게 만드는 것으로 알려져 있죠.

이 운동이 이상적인 이유는 리듬, 균형, 속도, 근력, 유연성 등 운동에 필요한 요소를 고루 갖추고 있기 때문입니다.

협응운동을 자세히 설명하자면, 일곱 가지 요소로 나눌 수 있습니다.

(1) **리듬 능력** 눈과 귀로 들어오는 정보를 이용해 적절한

타이밍을 잡는다.

(2) **균형 능력** 무너진 균형을 신속히 바로잡는다.

(3) **변환 능력** 상대의 움직임에 맞춰 신속히 변환한다.

(4) **반응 능력** 상황을 감지해 재빨리 순간적으로 반응한다.

(5) **연결 능력** 몸을 원활히 움직인다, 흐름 속에서 순조로이 움직인다.

(6) **정위**定位 **능력** 공이 어디로 떨어질지 예측하는 등 변화를 조정한다.

(7) **식별 능력** 공 같은 도구를 정밀하게 다룬다.

협응운동

① 리듬 능력	리듬감을 길러 움직이는 타이밍을 잘 잡는 능력
② 균형 능력	균형을 유지해 흐트러진 자세를 바로잡는 능력
③ 변환 능력	상황 변화에 맞춰 재빨리 동작을 바꾸는 능력
④ 반응 능력	신호에 신속히 반응해 적절히 대응하는 능력
⑤ 연결 능력	몸 전체를 원활히 움직이는 능력
⑥ 정위 능력	자신과 움직이는 물체와의 위치 관계를 파악하는 능력
⑦ 식별 능력	도구를 잘 조작하는 능력

이 일곱 가지가 혼합된 협응운동이야말로 인지기능 향상에 가장 효과적인 운동입니다. 그중에서도 부담 없이 즐기면서 할 수 있는 운동이 '드리블'입니다. 발로 하는 축구 드리블이 아니라 손을 쓰는 농구공 드리블입니다. 저는 이를 '뇌 활성 드리블'이라고 부릅니다. 드리블은 공 하나만 있으면 가능한 운동이라 부담이 없고 고령자에게도 부상 위험이 적은 운동입니다(물론 부상 위험이 전혀 없다고 할 수는 없습니다만). 연구에서도 농구공 등을 이용한 협응 포함 운동을 하게 했더니 피험자들의 인지기능이 크게 향상되었습니다.

조사에서는 2개월에서 5개월 반 동안 하루 30분 협응운동을 한 결과, 충분한 효과를 거둘 수 있었습니다. 30분씩 지속하기란 상당히 어려운 일이지만 단시간이라도 꾸준히 하면 자신의 성장을 느낄 수 있습니다. 이 '실력이 느는 느낌'이 중요하며 뇌의 인지기능 향상으로 이어집니다.

또 뇌를 단련하는 운동은 성별에 따라 방법을 달리해야 효과적이라는 연구 결과도 있습니다.

▶ 남성

조금씩 강도를 올리는 운동이 더 효과적(예컨대 드리블

10회를 할 수 있다면 15회, 20회, 30회 하는 식으로 늘려간다)

▶ 여성

강도를 올리지 말고 저~중 정도의 강도로 운동하는 것이 효과적(강도가 센 운동은 오히려 역효과)

그럼 이제 뇌 활성 드리블을 소개하겠습니다.

뇌 활성 드리블

① 서 있는 상태에서 농구공(배구공)을 주로 사용하는 손으로 10회 드리블한 뒤 반대편 손으로 드리블 10회 실시.

※ 생활용품점에서 파는 고무공도 OK. 본인에게 편한 공을 사용하세요.

② 무릎을 바닥에 대고 앉은 상태에서 주로 사용하는 손으로 10회 드리블, 끝나면 반대편 손으로 10회 드리블한다.

①, ②를 한 세트로 5분간 실시(그 이상 할 수 있다면 더 좋음). 5분이 힘들다면 할 수 있는 범위 내에서 해보고, 조금씩 시간을 늘려갑니다.

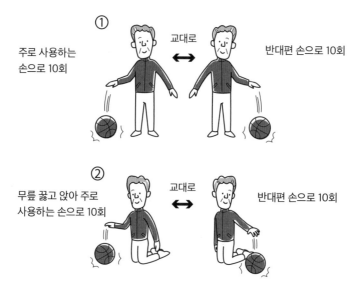

① 주로 사용하는
손으로 10회

교대로 ↔

반대편 손으로 10회

② 무릎 꿇고 앉아 주로
사용하는 손으로 10회

교대로 ↔

반대편 손으로 10회

〈실내처럼 드리블하기 힘든 장소일 때〉

① 농구공을 머리 위로 던져 잡는다. 이 동작을 5회
실시한다.

② 공을 머리 위로 던져 손뼉을 한 번 친 뒤 잡는다.
이 동작을 5회 실시한다(남성은 손뼉을 두 번, 세
번으로 늘려간다).

③ 의자에 앉아 공을 머리 위로 던져 잡는다. 이 동
작을 5회 실시한다.

①
던지고 잡기.
이 동작을 5회 실시

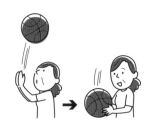

②
던지고 손뼉 친 뒤 잡기.
이 동작을 5회 실시

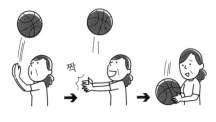

③
앉아서 공을 던지고 잡기.
이 동작을 5회 실시

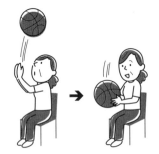

④
앉아서 공을 던지고 손뼉 친 뒤 잡기.
이 동작을 5회 실시

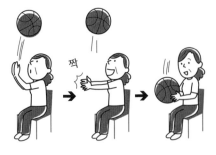

④ 의자에 앉아 공을 머리 위로 던져 손뼉을 한 번 친 뒤 잡는다. 이 동작을 5회 실시한다.

①~④를 한 세트로 5분간 해봅니다(그 이상 할 수 있다면 더 좋음). 5분이 힘들다면 할 수 있는 범위 내에서 해보고 조금씩 시간을 늘려갑니다.

※ 농구공이 무거울 때는 가벼운 공(핸드볼공이나 테니스공, 야구공 등)을 한 손으로 위로 던져 반대편 손으로 잡거나, 탁구공을 떨어뜨리지 않고 라켓 위에서 몇 번 튕길 수 있는지 세어보는 것도 효과적입니다.

참고로 협응운동의 효과는 나이와 무관하므로, 젊을 때부터 시작하면 뇌의 노화를 예방할 수 있습니다.

드리블뿐 아니라 다른 협응운동도 효과가 있습니다. 드리블에 싫증이 났다면 '누워서 캐치볼(① 누운 자세에서 주로 사용하는 손으로 공을 잡고 그대로 천장을 향해 던진다 ② 공을 던진 손으로 떨어지는 공을 잡는다 ③ 반대 손도 똑같이 실시한다)', '다트', '콩 주머니 던지기', '탁구', '볼링' 등도 뇌 활성화 효과를 기대할 수 있는 운동이므로 추천합니다.

춤은 최고의
뇌 활성화 운동

뇌의 인지기능을 향상하는 최고의 협응운동이 있습니다. 바로 춤입니다. 춤은 협응을 구성하는 일곱 가지 요소를 거의 다 사용하기 때문입니다.

미국의 한 연구에서 보드게임, 악기 연주, 춤을 즐기는 사람은 치매 발병률이 낮다는 사실이 밝혀졌습니다.

이 연구 성과가 알려진 탓인지 네덜란드에서는 틱톡의 짧은 영상으로 시니어 댄서 모집 프로젝트를 실시하기도 합니다. 뇌를 건강하게 만드는 이러한 활동을 국가가 나서서 추진하는 겁니다.

춤은 짝을 지어 출 때 더욱 효과를 발휘합니다. 상대의 반응을 보면서 춤을 춰야 하므로 임기응변적 대응이 필요하기 때문입니다. 최고의 협응운동인 셈이죠. 또한 서로 연습할 때부터 의사소통이 중요하므로 뇌에 좋은 영향을 미칩니다.

둘이서가 아닌 혼자 춤을 출 때도 효과를 기대할 수 있습니다. 혼자 출 때는 그저 적당히 자기 마음대로 추기보다는 유튜브 영상 등을 보며 영상 속 사람에 맞춰 춤을 춰보세요. 그럴 때 협응운동이 됩니다.

참고로 유튜브나 트위터 같은 SNS는 고령자에게는 뇌를 활성화하는 최적의 도구입니다. 해본 적 없다, 어려워 보인다고 겁먹지 말고 적극적으로 일상의 일부로 만들어보세요. 막상 해보니 별것 아니더라 하는 경우가 많습니다.

뇌의 유연성을 높이고 기억력을 향상하는 법

몸의 유연성운동처럼, 뇌의 유연성을 높이고 기억력을 향상하는 방법이 있습니다.

최신 연구에서 젊은 사람들 대다수가 전두엽전영역의 좌우 어느 한쪽만 자주 사용한다는 사실이 밝혀졌습니다. 한편 고령자는 전두엽전영역의 좌우를 다 쓰는 사람과 어느 한쪽만 쓰는 사람이 있는데, 좌우를 다 사용하는 사람일수록 인지 점수와 작업 효율이 높았습니다. 마치 두 가지 언어를 사용하는 듯한 사고를 하는 셈이죠. 전두엽전영역의 좌우를 모두 사용하면 뇌기능이 좋아지므로, 좌우모두 활발히 사용하는 방법을 소개하겠습니다.

단련하는 방법은 간단합니다.

새로운 것을 외우는 연습 하기. 이뿐입니다. 이를테면 영어 단어를 외우거나 자격증 공부를 하는 것이죠. 전두엽전영역을 양쪽 모두 제대로 사용하려면 뇌에 새로운 부하를 걸어야 하기 때문입니다.

예컨대 영어 단어를 외울 때, 처음에는 전두엽전영역의 좌측만 사용하지만 점차 좌우 다 사용하게 됩니다.

카드로 하는 '기억력 게임'으로 훈련하는 방법도 좋습니다(근육 트레이닝과 마찬가지로 뇌도 사용할수록 신경 네트워크가 발달합니다).

젊을 때는 기억력 게임을 잘하던 사람도 나이 들면 실력이 떨어지죠.

기억력 게임 자주 하기. 그걸로 충분합니다. 계속하다 보면 전두엽전영역을 좌우 다 쓰면서 기억력이 좋아집니다.

무엇보다 '꾸준히 하면서 실력을 쌓는 것'이 중요합니다.

할 수 없던 것을 할 수 있게 됐을 때 좌우 양쪽을 사용하게 된답니다.

참고로 젊은 사람은 원래 뇌 성능이 좋으므로 전두엽전영역의 좌측만 사용해도 충분히 기능합니다. 그러나 젊은 사람도 양쪽을 다 사용하면 상태가 더 좋아집니다.

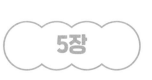

5장

뇌가 늙지 않으려면 어떤 건강 습관이 필요할까?

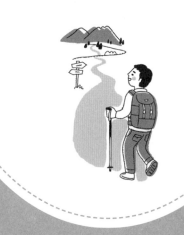

잘 씹으면
의욕이 생긴다

"음식을 먹을 때 서른 번은 씹고 삼키세요!"

흔히 듣는 말이지만 실천하기 쉽지 않은 일 중 하나입니다.

하지만 잘 씹는 것에는 다양한 이점이 있습니다. '씹는 것'만으로도 이토록 이점이 많다면 안 할 이유가 없습니다. 그만큼 '잘 씹는 것'에는 큰 효과가 있습니다.

▶ 잘 씹는 것의 효과

- 운동기능과 건강기능 향상
- 의욕이 생긴다
- 기억력이 좋아진다
- 치매를 예방한다

● 면역력이 좋아진다

보다시피 의욕 뇌, 기억 뇌, 객관·억제 뇌 등 다양한 유형의 뇌 노화를 방지합니다.

이 중에서도 특히 주목할 점은 '의욕이 생긴다'라는 부분입니다.

씹는 동작은 도파민 신경의 활성화에 매우 중요한 역할을 합니다. 도파민은 뇌의 '선조체'라는 곳에서 분비되는데, 음식을 씹으면 선조체가 활성화돼 도파민이 잘 나옵니다.

도파민은 의욕 증대 작용을 하므로 잘 씹는 사람일수록 의욕이 생기죠.

요즘 의욕이 없다고 느끼는 사람은 식사를 '잘 씹을 수 있는 식단'으로 하면 좋습니다.

- 빵보다 밥
- 지방이 많은 부드러운 고기보다 씹는 맛이 있는 살코기
- 오징어나 문어처럼 쫄깃하게 씹히는 음식

식사 준비가 간편하다는 이유로 아침에 빵을 먹는 사

람들도 많은데, 의욕을 불어넣는다는 측면에서 보면 빵보다는 밥이 좋습니다. 빵을 먹는다면 부드러운 빵보다 씹는 맛이 있는 빵을 먹읍시다.

그러나 고령이 되면 이가 안 좋아지는 사람도 많습니다. 이가 안 좋으면 아무래도 꼭꼭 씹어야 하는 음식은 먹기 힘들죠. 하지만 부드러운 음식을 잘 씹지 않고 먹어버릇하면 뇌의 노화가 진행됩니다.

또 치아 상태 때문에 씹는 것이 고통스러워지면 식사 자체가 즐겁지 않을 수 있습니다. 씹는 것이 아프고 힘든 상태에서 나이 들어 위장 기능까지 떨어지면 식사는 그야말로 고통의 시간입니다. 그러면 고통을 회피하는 특성이 있는 뇌는 식사를 되도록 피하는 쪽으로 작동하죠.

뇌가 그리되지 않도록 하기 위해서는 요령이 필요합니다. 굳이 딱딱한 음식을 먹을 것이 아니라 씹는 횟수를 늘리도록 식습관을 바꾸면 됩니다.

이를테면 부드러운 음식이라도 될 수 있으면 금세 삼키지 말고 꼭꼭 씹어 먹습니다. 그리고 평소 젤리나 껌을 씹는 방법도 있죠.

또한 먹는 일이 고통이 되지 않도록 식사 때 평소보다 고급스러운 음식이나 좋아하는 식당 메뉴를 만들어 먹어 봅니다. 밥상에 살짝만 사치를 부려도 뇌는 그 쾌감에 생각보다 잘 먹을 수 있기 때문입니다.

너무 뚱뚱하거나 너무 말라도
사망 위험이 커진다

슈퍼 에이저의 특징 중 하나는 '살찐 사람이 적다'는 사실입니다.

비만은 원래 건강에 좋지 않다고 하는데, 비만도가 높으면 뇌의 백질이 얇아지고 위축하는 경향이 있는 것으로 알려졌습니다. 비만도 4(BMI 45.5)인 사람의 뇌는 바깥쪽이 쪼그라들고 안쪽에도 구멍이 생겨, 표준체중인 사람의 뇌보다 열 살이나 늙은 상태였다고 합니다(비만도는 BMI라는 지표로 표시하는데, 25 이상이 비만이고 18.5 이하는 저체중).

그렇다고 몸이 마른 편이 나은가 하면 그렇지도 않습니다. 고령자가 너무 마르면 오히려 사망률이 높아지기 때

문입니다. 65세 이상 고령자 1만 8727명을 조사한 연구에서 마른 사람은 여성의 경우 129일, 남성은 212일이나 수명이 짧아지는 것으로 보고되었습니다.

더욱이 일본의 고령자는 세계적으로도 마른 사람이 많은 것으로 알려져 있습니다. 영국이나 미국에 비해 BMI가 18.5 이하의 저체중인 사람이 약 5~10배나 된다고 합니다.

지금까지 (일본인이) 서양인에 비해 말라서 장수한다고 생각했는데, 사실 지나치게 마른 사람은 오히려 단명할 가능성이 더 높은 셈입니다.

일본에서 35만 명을 조사해 밝혀진 사실은 너무 뚱뚱한 사람보다 너무 마른 사람의 사망 위험성이 의외로 높다는 점입니다. 참고로 사망 위험성이 가장 낮은 경우는 남성은 '비만도 1'(BMI 25~26.9), 여성은 '표준이지만 비만에 가까운 수준'(BMI 23~24.9)이었습니다.

그런 의미에서 젊을 때는 마른 것도 좋지만 60세가 넘으면 너무 뚱뚱하지도 너무 마르지도 않은, 약간 통통한 것이 뇌에도 몸에도 가장 좋은 상태라 할 수 있습니다.

고기를 좋아하면
왜 장수할까?

60대, 70대인 사람들과 회식을 갔을 때 이야기입니다. "뭘 드시고 싶으세요?"라고 묻자 대부분이 "아무거나 괜찮아요"라고 대답합니다. 물론 예의상, 배려 차원에서 하는 말일 수도 있지만 "아무거나 괜찮아요"라는 말 뒤에 곧잘 이런 말을 덧붙입니다.

"요즘 딱히 먹고 싶은 게 없네요…."

41쪽에서 노화와 욕구의 관련성을 설명한 바 있는데, 식욕도 생리적 욕구의 하나이므로 나이 들면 '감퇴하는 욕구'에 포함됩니다.

반면 슈퍼 에이저 중에는 식욕이 왕성하고 고기를 좋아하는 사람이 많습니다. 한때 세계 최고의 장수인이었던 기타가와 미나(115세 사망)는 100세가 될 때까지 농가에서 일하며 소고기를 무척 좋아했다고 합니다. 마찬가지로 슈퍼 에이저 나카치 시게요(115세 사망)는 하루 세끼를 거르지 않았고 닭고기 영양밥과 소고기를 좋아했다고 하죠. 이 밖에도 고기를 좋아하는 슈퍼 에이저는 많습니다.

애초에 고기를 좋아하기 때문에 슈퍼 에이저가 된 것일까요? 슈퍼 에이저이기 때문에 고령에도 여전히 고기를 좋아하는 것일까요? 어느 쪽인지도 자못 궁금해집니다.

전 세계 다양한 연구를 종합해보면 정답은 '둘 다'입니다. 먼저 여기서 중요한 점은 100세가 넘는 슈퍼 에이저는 소고기나 유제품 등 동물성단백질을 거의 매일 섭취하는 사람이 무려 약 60퍼센트나 된다는 사실입니다.

남성 세계 최고령 역대 1위 기록(116세)을 달성한 기무라 지로에몬은 매일 아침 요구르트를 먹었습니다. 또 2위 에밀리아노 메르카도 델 토로(115세 사망) 역시 우유와 대구를 무척 좋아했다고 합니다.

또 우유를 마시는 사람은 거의 마시지 않는 사람에 비

해 10년 뒤 생존율이 높았다는 데이터도 있습니다.

우유나 고기 같은 동물성단백질 속에는 의욕 호르몬인 도파민의 원료, 타이로신이라는 아미노산이 함유되어 있습니다. 또 행복 호르몬인 세로토닌을 만드는 트립토판이라는 아미노산도 함유되어 있죠. 고기나 유제품 같은 단백질로부터 필요한 아미노산을 섭취하지 못하면 뇌 속 물질을 만들어내지 못해 인지기능이 저하되고 결국 노인뇌가 가속화될 위험이 있습니다.

또 동물성단백질은 근육을 만드는 원료가 되기 때문에 노쇠frailty(건강한 상태와 돌봄이 필요한 상태의 중간)를 방지하는 효과도 있습니다. 또 근육을 유지하기 위해서도 동물성단백질이 풍부하게 들어 있는 '고기, 생선, 달걀'을 균형 있게 정기적으로 섭취하는 것이 가장 효과적이라는 보고도 있습니다.

이탈리아의 최고령자 엠마 모라노(117세 사망)는 하루에 달걀 세 알을 먹는 것이 장수 비결이었다고 합니다. 100세를 넘긴 장수인이 많이 사는 유럽 조지아의 장수촌에서도 매일 한 그릇 가득 요구르트를 먹죠.

고령이 되면 뇌는 물론 몸에도 동물성단백질이 필요하다는 것이 최신 연구에서 밝혀졌습니다.

참고로 채소가 몸에 좋다고 채소만 먹는 것은 뇌에는 그다지 바람직하지 않습니다.

옥스퍼드대학교의 연구에서 채식주의자는 뇌졸중 위험이 커진다는 사실이 알려졌습니다. 또 다른 연구에서도 61세에서 87세 사이의 107명에 대해 기억력 테스트와 신체 기능 검사, 뇌 스캔 등을 실시한 뒤 5년간 같은 테스트를 진행한 결과, 비타민B가 부족한 사람은 뇌가 위축하는 경향을 보였습니다. 이는 고기나 생선, 달걀에 포함된 비타민B_{12}의 결핍이 원인으로 보입니다. 이 결과를 보더라도 슈퍼 에이저 가운데 고기를 좋아하는 사람이 많은 이유를 알 수 있습니다.

식욕이 있는 사람은 장수할 가능성이 높다

2장에서도 살펴본 바와 같이, 식욕이 있는 고령자는 장수하는 경향을 보입니다. 또 다른 연구에서도 고령자를 식욕이 적은 사람, 보통인 사람, 왕성한 사람으로 나눠 분석한 결과, 식욕이 적은 사람은 식욕이 왕성한 사람에 비해 사망률이 두 배 이상 높았습니다. 씹는 힘의 저하, 약물 부작용, 고독감이나 억압 등 심리적 요인, 가족 등 환경 요인도 식욕에 악영향을 미치는데, 그러한 요인을 제외하더라도 사망률이 1.5배 높았죠. 또 식욕이 왕성한 사람은 식욕이 적은 사람보다 고기, 생선, 달걀, 과일 섭취량이 많아 비타민B1, 니아신, 철, 인 등의 영양소 섭취량도 많고 흡수율도 높았습니다.

고기나 생선이 싫어지거나 먹을 수 없게 된 사람은 노인 뇌 위험이 상승합니다. 고기에는 노인 뇌 예방에 필요한 영양소가 듬뿍 들어 있기 때문입니다.

뇌의 노화를 방지하는 일곱 가지 슈퍼 영양소

노인 뇌를 막기 위해서는 식생활이 중요합니다. 앞서 '씹는' 의의와 동물성단백질의 필요성에 관해 이야기했는데, 그 밖에도 음식에 함유된 영양소가 노인 뇌와 밀접한 관련이 있습니다. 영양소에 관해서는 수많은 정보가 범람하고 있어 뭐가 좋은지 잘 모르겠다는 사람도 있죠.

EPA와 DHA를 함유한 등푸른생선이나 비타민B군, 타이로신 같은 단백질에 들어 있는 각종 아미노산이 뇌에 좋은 영양소로 알려져 있습니다.

어떤 영양소가 좋은지 선택할 때 제가 특히 주목하는 것이 회춘 유전자로 유명한 시르투인 유전자입니다. 이 또한 65쪽에서 소개한 '휴식 유전자'와 마찬가지로 장수 유전자 가운데 하나로, 2000년에 발견된 새로운 유전자입니다. 이 회춘 유전자가 활성화되면 신경 쇠퇴가 완화되고 심근 보호, 기미와 주름 개선, 난청이나 시력 저하의 회복, 염증과 면역 개선, 간의 대사 개선, 인슐린 분비 촉진 등 노화를 늦춤으로써 수명이 연장된다는 사실이 과학적으로 입증되었습니다.

지금까지 시르투인 유전자는 소식이나 단식으로 활성화된다고 널리 알려져 있었습니다. 그래서 젊어지기 위해 식사 제한에 집착하는 사람도 있죠. 젊을 때는 괜찮을 수 있으나, 앞서 설명했듯이 고령자가 지나치게 식사를 제한하면 살과 함께 근육도 빠져 사망률이 올라갑니다. 따라서 최근에는 먹는 것으로 회춘 유전자를 활성화하는 방법이 세계적으로 주목받고 있습니다. 식사를 하면서 회춘 유전자를 활성화하는 것이 고령자에게는 노인 뇌를 예방하는 효율적인 방법입니다.

회춘 유전자를 활성화하는 영양소

시르투인 유전자를 활성화하는 영양소는 일곱 가지입니다.

이 일곱 가지 영양소는 모두 단독으로도 효과가 있다는 연구 결과가 나와 있으므로 전부 다 섭취할 필요는 없습니다.

이 일곱 가지 영양소를 음식 또는 영양제로 섭취하면 회춘 유전자를 활성화해 노화를 방지합니다.

▶ 니아신

상당히 강력하게 시르투인 유전자를 활성화하는 영양소입니다. 현재 건강식품 업계에서도 관심이 집중되고 있는 영양소로, 특히 가다랑어포에 많이 들어 있습니다. 가다랑어 자체에도 들어 있지만 가다랑어포에 더 많이 들어 있습니다. 그 밖에도 잎새버섯, 대구알 등에도 함유되어 있습니다. 대구알은 날것에도 들어 있지만 구우면 함유량이 증가합니다.

▶ 엘라그산

폴리페놀의 일종으로, 딸기나 블랙베리에 함유되어 있습니다. 블루베리에도 들어 있으나 블랙베리가 300배 정도 함유량이 많습니다. 그 밖에 크랜베리와 석류에도 들어 있으며 미백 효과도 있습니다.

▶ 레스베라트롤

포도주 등에 함유된 폴리페놀의 일종입니다. 단, 시르투인 유전자를 활성화하려면 매일 10리터의 적포도주를 마셔야 하므로 비현실적입니다(마신다고 해도 알코올 과다 섭취로 다른 문제가 생깁니다). 다른 음식에도 들어 있지만 어마어마한 양의 땅콩(22킬로그램 섭취), 코코아(13킬로그램 섭취)를 먹기란 역시 비현실적이므로 영양제로 먹는 것이 좋습니다.

▶ 프테로스틸벤

블루베리, 오메가3 계열의 기름, 등푸른생선, 다랑어 뱃살 등에 함유돼 있습니다. 이 영양소 역시 상당한 양이 필요하므로 음식으로만 섭취하는 건 비현실적입니다. 최근에는 영양제 형태로도 판매되고 있습니다.

▶ EPA, DHA

이미 일반화된 영양소로, 고등어나 전갱이 같은 등푸른생선에 많이 함유돼 있으며 흔히 머리가 좋아지는 지방이라고 합니다. EPA, DHA는 회춘 유전자를 활성화하는 것으로 알려져 있습니다.

하루에 5그램을 섭취해야 하는데, 다랑어 뱃살이라면 초밥 하나에 3.2그램을 섭취할 수 있으니 두 개면 충분합니다. 등푸른생선이라면 꽁치는 하루 세 마리, 고등어는 세 토막(한 토막에 100그램) 정도 먹으면 됩니다.

이외에도 오메가3 계열의 기름, 방어, 장어, 아귀 간 등에도 많이 들어 있습니다. 한때 크게 인기를 끌었던 고등어 통조림도 좋습니다.

생선에 풍부하게 함유된 EPA, DHA는 다른 식재료에는 거의 들어 있지 않습니다.

예를 들어 채소에는 전혀 없고, 육류나 유제품에 어느 정도 들어 있기는 하나 그 양이 생선과는 비교가 안 될 만큼 적습니다. "노화를 늦추고 싶다면 생선도 먹자"라는 말을 잘 기억해둡시다.

특히 다랑어를 비롯해 고등어, 꽁치, 방어 등도 기름진 부위에 EPA, DHA가 많으므로, 제철에 지방이 오른 것을 먹으면 더 큰 효과를 기대할 수 있습니다.

단, 다랑어처럼 큰 생선에는 먹이사슬의 영향으로 수은이 많이 들어 있으니 지나친 섭취는 조심해야 합니다.

▶ 비타민C

비타민C를 하루 1그램 섭취하면 회춘 유전자가 활성화되는 것으로 알려져 있습니다.

비타민C 섭취에 좋은 음식으로는 아세롤라를 추천합니다. 아세롤라는 비타민C 함유량이 상당히 많은 과일이죠. 유자도 비타민C를 함유하고 있지만 아세롤라는 유자의 열 배가 넘습니다.

▶ 비타민D

비타민D는 버섯류에 함유된 비타민D_2와 아귀 간, 마른 멸치, 연어알, 장어 등 어패류의 지방 속에 다량 함유된 비타민D_3가 있습니다. 기본적으로 채소에는 들어 있지 않습니다.

회춘 유전자를 활성화하려면 비타민D_3를 하루 286마이크로그램 섭취해야 하는데, 실천하기에는 비현실적인 양입니다. 또 하루 100마이크로그램이 상한선이라서 과다 섭취하면 신체조직에 칼슘 침착, 신장 손상 등이 발생할 위험이 있습니다.

그러나 비타민D는 골다공증을 예방하고, 면역 활성화로 암 발병률을 낮추며, 신경계에도 작용하는 상당히 중요한 영양소입니다. 비타민D 부족은 낙상 위험도 높이는 것으로 알려졌습니다.

태양의 힘으로 비타민D 만들기

흔히 비타민D를 공급하려면 햇빛을 쐬면 된다고 하는데, 이는 정말 좋은 방법입니다. 피부에는 원래 비타민D 전구체라고 해서, 비타민D가 되기 전 단계의 물질이 있습니다. 햇빛에 닿으면 이 비타민D 전구체가 비타민D_3로 변환되죠. 다시 말해 음식뿐 아니라 피부에서도 비타민D를 합성할 수 있습니다.

자외선을 과도하게 쐬면 피부가 그을리고 기미가 생기지 않을까 걱정하는 사람도 있을 텐데, 여기 좋은 소식이 있습니다. 효과적으로 일광욕을 할 수 있는 시간이 지역에 따라 다르다는 사실입니다. 이를테면 홋카이도 삿포로시에서는 7월이라면 오전 9시대에 14분간 일광욕을 하면 하루에 필요한 양의 비타민D가 피부에서 생성됩니다.

계절이나 시간대, 거주하는 지역에 따라 일조량이 달라지기 때문에 햇빛을 쐬는 시간도 달라집니다. 예컨대 이바라키현 쓰쿠바시에서 햇빛을 쐬는 시간은 7월 정오라면 6분으로 충분하지만 12월에는 41분이 필요합니다. 삿포로시에서 12월 정오에는 139분이 필요하죠. 12월 오전에는 자외선으로 인한 위험이 거의 없는 대신 비타민D가 충분히 생성되지 않기 때문에 낮에 햇빛을 쐬는 것이 좋습니다. 특히 겨울에는 비타민D가 부족해지기 쉬우므로 일광욕뿐 아니라 음식을 통해서도 적극적으로 섭취합시다.

귀가 어두워지는 건
뇌의 위험신호

지금까지 노인 뇌에 관해 많은 설명을 했는데, '이곳이 나빠지면 뇌의 노화가 상당히 빨라지는', 가장 신경 써야 할 기관이 있습니다.

바로 '귀'입니다.

언뜻 귀는 뇌와 그다지 연관성이 없어 보이지만 실은 밀접한 관련이 있으며 노인 뇌의 위험도 1순위는 귀가 어두워지는 것입니다.

귀가 어두워지면 왜 그토록 위험할까요? 우리는 청각을 통해 늘 수많은 자극을 받기 때문입니다. 깨어 있을 때나 자고 있을 때나 귀를 통해 많은 음성 자극이 뇌로 들어오죠. 이것이 뇌를 자극해 노화를 막아줍니다. 또 손상된 청각을 시각이나 촉각으로 보완하려 들면서 인지기능이 저하될 가능성이 높습니다.

세계보건기구WHO는 2019년에 전 세계 젊은이들의 절반(11억 명)이 앞으로 난청이 될 위험성이 있다고 경고했습니다. 실제로 일본에서도 1만 명을 대상으로 조사한 연구에서, 노인성난청일 때 잘 들리지 않는 4000헤르츠의 고음이 40대 이하에서도 잘 들리지 않는 것으로 보고됐습니다. 특히 최근에는 20대 여성의 청력 저하가 심각해서 40세 정도의 청력을 가진 사람이 많다고 합니다. 이에 대한 대책은 젊을 때부터 지하철 등 소음이 있는 장소에서 큰 음량으로 이어폰을 사용하지 않는 것입니다. 이어폰을 사용할 때는 잡음을 제거해 음악에만 집중할 수 있게 하는 노이즈캔슬링 이어폰을 추천합니다. 노이즈캔슬링 이어폰은 평소 듣던 음량으로 들을 수 있어서 난청 위험을 낮추는 것으로 보고되고 있습니다.

65세 이상 일본인 가운데 난청인 사람(노인성난청)은 1500만 명이라고 합니다. 65세 이상 인구가 3640만 명이므로 40퍼센트 이상이 난청인 셈입니다.*

노인성난청의 특징

(1) 고음이 들리지 않는다

(2) 남성의 비율이 더 높다

(3) 한쪽 귀가 아닌 양쪽 귀 모두 그렇다

(4) 50~55세까지는 완만히, 56세 이후에는 급속히 저하된다

이 네 가지가 특징인데, 70세를 넘으면 청력 악화는 둔화되는 사람이 많다고 합니다.

고음이란 '작은 새의 지저귐', '아이나 여성의 높은 목소리', '비행기에서 나는 날카로운 소리' 등입니다. 또한 시끄러운 장소에서 말소리를 알아듣거나 현관 초인종 소리를 듣거나 전화로 이야기하는 것도 어려워집니다.

왜 고음이 들리지 않게 될까요? 그 이유는 소리가 뇌에 전달되는 프로세스에 있습니다. 바깥귀에서 속귀에 전달된 소리의 진동은 달팽이관 속에 있는 유모세포에 의해 전기신호로 변환되어 뇌에 전달됩니다. 뇌에 전달되면 비

---

* 우리나라의 경우 2012년 12월 기준 65세 이상 인구 가운데 30.6퍼센트가 노인성난청을 겪고 있다고 한다.

로소 우리는 소리로 인지할 수 있죠.

달팽이관의 유모세포는 그 입구에 가까울수록 고주파(고음)를 처리하고 안쪽으로 갈수록 저주파(저음)를 처리합니다. 오랜 세월 큰 소리에 노출되면 입구의 유모세포가 손상돼 고음부터 잘 들리지 않게 됩니다.

노인성난청을 방지하는 대책은 우선 '큰 소리를 듣지 않는 것'입니다. 그리고 혈관이 막히면 난청이 될 위험이 커지므로 '당뇨병과 동맥경화 예방'도 중요합니다.

또한 소리가 잘 들리지 않게 됐을 때 미루지 말고 바로 보청기를 착용하는 것도 하나의 선택입니다. 보청기를 끼면 난청이 되기 전 상태로 인지력이 회복된다는 보고도 있습니다.

일단 약해진 청각은 회복되기 어렵지만, 청각이 약해졌더라도 청각 이외의 자극, 예컨대 체성감각이나 후각, 시각, 새로운 경험 등이 있으면 노인 뇌를 방지할 수 있습니다. 청각이 약해졌다고 해서 슈퍼 에이저가 될 수 없는 건 아니라는 의미입니다.

저희 할머니는 50대부터 귀가 잘 안 들리더니 60대에는 전화 통화도 할 수 없을 만큼 거의 들리지 않았습니다. 90세에 세상을 떠났는데 마지막까지 긍정적이고 기운 넘치는 분이었죠. 할머니는 춤 교실에 다니고, 하이쿠*를 짓고, 손 편지 쓰기를 무척 좋아했습니다.

제가 대학 때문에 도쿄로 갔을 때도 할머니는 매달 손 편지로 격려해주었습니다. 나중에 설명하겠지만, 손으로 직접 문장을 쓰면 뇌의 인지기능이 현저히 향상됩니다. 즉 청각이 약해져도 다른 자극을 최대한 활용해 충분히 뇌를 건강하게 만들 수 있습니다.

치매의 최대 위험인자는 '청력 저하'

난청이 치매 위험인자라고 이야기했는데, 2020년 국제 알츠하이머 협회 국제회의에서 치매의 열두 가지 위험인자가 보고되었습니다.

이 중에서 가장 큰 위험인자가 난청입니다. 치매는 생활 습관에 주의를 기울이면 40퍼센트 예방할 수 있지만, 그중 난청이 관여하는 비율이 8퍼센트나 됩니다.

---

* 일본의 전통 시.

그다음이 교육 수준으로, 7퍼센트를 차지하고 있습니다. 성인은 물론 고령자도 학습으로 뇌에 자극을 주면 충분히 치매를 예방할 수 있습니다.

슈퍼 에이저 가운데 신문을 읽거나 뉴스를 보고 독서나 사회 정세 살피기를 좋아하는 사람이 많은데, 그러한 습관도 뇌에 영향을 미친다고 봅니다.

다음으로 위험한 인자는 흡연과 우울증, 사회적 고립입니다. 과도한 음주가 위험인자의 1퍼센트밖에 되지 않는다는 점은 의외입니다. 치매 연구는 아직 진전 중이므로 위험인자들은 앞으로 더 늘어날 것으로 보입니다. 훗날에는 이번에 소개한 수면 습관이 들어갈 수도 있습니다.

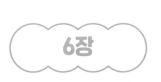

6장

뇌가 늙지 않으려면 어떤 생활 습관이 필요할까?

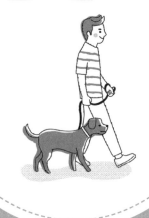

아무것도 하지 않을 때
뇌는 활성화된다

'매일 꽉 찬 일정으로 눈코 뜰 새 없이 바쁜 나날. 만족감도 들고 뇌에도 좋으니 나이 들어도 이런 식으로 살고 싶어.'

만일 여러분이 이런 생각을 한다면 잠시만요. 이런 생각은 뇌에 좋지 않은 부분도 있습니다.

슈퍼 에이저의 생활 습관 중에서 많은 사람이 가진 공통점이 '편안히 쉬는 시간이 있다'는 점입니다.

'멍하니 있으면 뇌가 안 움직이는 거 아닌가?'라는 생각이 들겠지만, 사실 반은 맞고 반은 틀립니다.

여기서 말하는 편안히 쉬는 시간이란 좋아하는 일을 하고, 술을 즐기고, 업무와 상관없는 취미 생활을 하고,

멍하니 하늘을 보고, 목욕을 하고, 좋아하는 음악을 듣고, 카페에서 느긋하게 책이나 신문을 읽는 시간으로, '마음이 편안하고 골치 아픈 일을 생각하지 않는 상태'라는 점이 중요합니다.

요컨대 '마음 편히 쉬고 있음을 스스로 인식하는 시간'이죠.

이런 시간을 제대로 챙기는 일이 필요한 데에는 명확한 이유가 있습니다.

바로 스트레스가 뇌에 손상을 주기 때문입니다. 최신 연구에서는 스트레스 수준이 높으면 치매 발병률이 올라간다고 결론지었습니다.

편안히 쉴 수 있는 시간은 뇌의 스트레스를 줄이는 효과가 있습니다. 이를테면 몸이 안 좋을 때 재미있는 방송 또는 동영상을 보거나 음악을 들으면 기분이 편안해지면서 컨디션이 좋아진 듯한 느낌을 받은 적 없나요? 전문용어로 '취소 효과'라고 하는데, 우리는 부정적인 상태가 되더라도 긍정적인 것을 접하면 스트레스가 사라집니다.

휴식 시간 중에 아무것도 하지 않을 때 실은 뇌가 가장 활성화되는 것으로 알려져 있습니다. 이를 '디폴트 모드 네트워크default mode network'라고 합니다.

디폴트는 영어로 '아무것도 하지 않음, 태만' 등의 뜻입니다. 아무것도 하지 않는 상태(모드)의 뇌에서 네트워크가 가장 활성화된다는 의미를 가진 용어죠.

아무것도 하지 않을 때는 뇌도 아무것도 하지 않을 듯싶지만, 전혀 그렇지 않습니다.

오히려 그 반대로 운동할 때보다, 계산하고 있을 때보다 더 활성화됩니다. 더욱이 특정 부위만이 아니라 뇌 전체가 활성화되죠.

이를테면 욕조에 몸을 담근 채 멍하니 있거나 카페에서 아무것도 하지 않으며 그저 시간의 흐름에 몸을 맡기고 있을 때, 그 순간 뇌는 지금까지 입력된 정보를 통합합니다. 요컨대 뒤죽박죽 상태를 정리하는 것이죠.

입력된 정보를 정리하고 자신의 것으로 만들기 위해서는 휴식 시간이 필요합니다.

수면 중에 뇌는 활발히 움직인다는 이야기를 들어본 적 있을 겁니다. 이와 마찬가지입니다. 수면 부족은 뇌의 큰 적이며, 어릴 때 시험을 앞두고 벼락치기를 해도 그 지식이 전혀 내 것이 되지 않는 이유도 같은 원리입니다.

아무리 바빠도 편안히 쉬는 시간은 뇌에 필요합니다. 그 시간이 뇌의 인지기능을 증진시킵니다.

단, 균형이 필요합니다.

긴장을 풀고 계속 쉬기만 한다면 새로운 정보가 입력되지 않아 디폴트 모드 네트워크는 발생하지 않습니다. 인지기능도 향상되지 않아요.

따라서 매일 할 일을 만들되 중간에 휴식 시간도 만들어두세요. 그 균형이 중요합니다.

취미가 많은 사람은
치매에 잘 걸리지 않는다

65세 이상인 사람의 약 30퍼센트는 '취미가 전혀 없다'고 합니다. 일과 육아로 바쁜 시기에는 취미 생활을 할 여유가 없다고 하는 사람도 있겠으나, 65세가 넘었다면 취미를 가지는 편이 좋습니다.

취미는 인생을 즐기는 요소일 뿐 아니라 '치매 예방 효과'도 있기 때문입니다. 사실 취미가 많은 사람일수록 치매에 잘 걸리지 않는다는 데이터가 있습니다.

남성은 취미가 다섯 개 이상인 사람이 치매 발병률이 가장 낮았고, 여성은 취미가 네 개인 경우에 가장 낮았습니다.

취미가 많으면 치매에 잘 걸리지 않는 이유는 즐거운

일에 몰두하면 '취소' 효과로 스트레스가 해소되기 때문입니다. 스트레스는 치매나 우울증 위험을 높인다고 알려졌는데, 취미에 몰두하는 사람은 스트레스를 그다지 느끼지 않아 뇌도 잘 늙지 않습니다.

한 조사에 따르면, 가장 삶의 보람을 느끼는 순간 세 가지는 '취미에 열중할 때', '자식이나 가족, 친구와 있을 때', '맛있는 음식을 먹을 때'였다고 합니다. 취미에 빠져 있는 시간에 삶의 보람을 느끼는 사람은 세계적으로도 많으며, 이는 뇌의 인지기능에 좋은 영향을 미칩니다.

또 취미가 하나인 사람보다 두세 개인 사람이 치매 발병률이 더 낮은 이유는 '쾌감을 느끼는 횟수가 많을수록 스트레스가 잘 해소되고' '사회와의 접점을 취미로 연결하며' '새로운 일에 도전'하기 때문으로 보입니다.

주위를 둘러보세요. 취미가 많은 사람은 생동감이 느껴지지 않나요? 반면 취미가 없는 사람은 그렇지 않죠. 슈퍼 에이저도 온통 취미가 많은 사람뿐입니다.

'장수하고 싶다면 취미를 많이 가지자.' 이 또한 뇌를 건강하게 유지하는 비결입니다.

나에게 맞는
취미를 찾는 방법

'취미는 많아야 좋다지만, 억지로 취미를 만들어봤자 즐거울 리 없잖아.' 이런 생각이 드는 사람도 있을 겁니다. 싫은 걸 억지로 하면 분명 뇌에도 마이너스입니다.

그래서 '나에게 맞는 취미를 찾는 방법'을 소개하겠습니다.

무언가 해보자는 생각이 들 때는 언제인가요?

TV에서 보고 재미있어 보였다, 지인이 권해서 해보니 재미있었다, 요즘 유행하기에 해봤다…. 이런 계기가 많지 않은가요?

물론 그래도 상관없지만, 이런 경우에는 어쩌다 인연이 닿은 것 중에서 취미를 발견하게 됩니다. 하지만 그동안 인연은 없었지만 어쩌면 나에게 딱 맞는 취미가 있을

지도 모릅니다.

제가 권하는 방법은 취미 전체를 부감俯瞰해서 마음이
가는 것을 발견하는 방법입니다.

취미를 찾을 때 중요한 점은 '마음이 즐거운 일'을 선택
하는 것입니다. 감정의 작은 움직임 속에 나에게 맞는 취
미가 숨어 있기 때문이죠.

구체적인 방법은 다음 순서로 진행해주세요.

1. 148~150쪽에 있는 '마음이 즐거운 스물한 개 분야'를 체크합
   니다.

2. 그중에서 마음이 가는 것을 찾습니다.

3. 마음이 가는 것을 전부 수첩에 적습니다.

4. '자연'에서 '산'에 마음이 간다면 등산하기, 산 사진 보기, 등산
   용품점에 가보기, 100대 명산 조사해보기 등 여러 가지가 떠
   오를 텐데, 그 생각들을 전부 수첩에 적어봅니다.

5. 적은 내용들을 자신이 하고 싶은 순서대로 번호를 매깁니다.

6. 번호순으로 행동으로 옮깁니다.

이렇게 하면 취미가 될 가능성이 있는 영역을 부감할
수 있습니다. 그다음에는 실제로 해보면서 정말 나에게
맞는지 판단해가면 자신의 취미가 결정됩니다.

마음이 즐거운 스물한 개 분야

1. 자연
산 / 바다 / 물 / 꽃 / 식물 / 동물 /
경치 / 바람 / 흙 / 불 / 우주

2. 운동
스포츠 / 춤 / 스트레칭 /
구기종목 / 야외 활동 / 골프

3. 음악
클래식 / 팝 / 재즈 / 콧노래 /
작곡 / 연주

4. 언어
대화 / 어린이 / 어학 / 책 /
편지 / 라디오 / 문학

5. 감상
예술 / 콘서트 / 영화 / 방송 / 연극 /
박물관 / 세계유산 / 새, 물고기

6. 미용
패션 / 머리 모양 / 멋 내기 /
손톱 관리 / 마사지

7. 문화
역사 / 전통 /
장인의 솜씨 / 절

8. 공간
호텔 / 라운지 / 공원 /
온천 / 바닷가 / 정원 /
인테리어

9. 자극
유원지 / 스키 / 높은 곳 /
스피드 / 해양스포츠/
매운 음식 / 복권

10. 예능
아이돌 / 셀럽 / 유명인 /
예술가 / 배우

11. 음식
레스토랑 / 카페 / 음료 / 술 /
단것 / 과자

12. 창작
요리 / 수예 / 공작 / 가구 / 소품 /
사진 / 액세서리 / 동영상

13. 이동
자동차 / 오토바이 / 지하철 /
비행기 / 배 / 사이클링 / 승마

14. 내면
일기 / 명상 / 요가 /
내면 관찰 / 심호흡 /
점술 / 파워 스폿*

15. 외국
상품 / 영상 / 음악 /
여행 / 서비스

16. 아로마
숲 / 과일 / 꽃 / 향수 /
방 / 요리 / 자연

---

* 영적 기운이 있는 장소.

17. 가족·타인
가족 / 아이 / 친구 /
이웃 / 지역 활동

18. 소유
시계 / 문방구 / 가전 / 식기 /
테이블 / 아파트

19. 감촉
푹신푹신 / 복슬복슬 /
반들반들 / 촉촉 / 흙 / 점토

20. 놀이 도구
카드 / 공 / 장기 / 오셀로 /
스마트폰 / 게임 / SNS / 퍼즐

21. 공헌
생각하기 / 배우기 / 키우기 /
유대 맺기 / 자원봉사

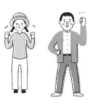

이 목록에 없어도 여러분 머릿속에 떠오른 것이 있다
면 자유로이 수첩이나 노트에 적어주세요.

60대가 되면 개를
키우는 것이 좋은 이유

대화 상대가 없다는 것은 60세 이후에는 위험 요소입니다. 고독감은 치매 발병과 밀접한 관련이 있으며 뇌의 노화를 초래하기 때문입니다.

하지만 혼자 살거나 부부 관계가 냉랭하다면 일상에서 타인과 유대감을 느끼기가 어렵습니다. 그럴 때는 로봇에게 말을 건네도 좋습니다.

하지만 로봇보다 효과가 큰 것이 반려동물입니다. 차가운 로봇보다는 온기를 지닌 존재에게 말을 건네는 편이 더 큰 행복을 느끼는 법입니다.

반려동물을 키우면 고독감이 감소할 뿐 아니라 동물에게 말을 건넬 때 행복 호르몬 옥시토신이 나옵니다. 또 동물과 함께 있으면 혈압이 떨어지고 인지기능의 저하를 막아주므로, 고독감뿐 아니라 노인 뇌 자체를 예방하는 효과를 기대할 수 있습니다.

그중에서도 특히 우리에게 큰 축복을 주는 존재가 반려견입니다. 최신 연구에 따르면, 개를 키우면 치매 위험뿐 아니라 돌봄 현장에서의 사고 및 사망 위험도 감소하는 것으로 나타났습니다(참고로 이 효과는 고양이를 키우는 사람에게서는 나타나지 않았다고 합니다).

이 밖에도 개를 돌볼 때 고도의 뇌기능을 사용하기에 인지기능의 향상으로 이어집니다. 그러나 개를 키워도 제대로 돌보지 않는 사람은 인지기능에 좋은 효과를 볼 수 없었습니다. 개를 키우는 장점은 또 있습니다.

바로 개와 함께하는 산책입니다. 우선 산책이 자연스레 운동하는 습관을 길러줍니다. 또한 밖에 나가 햇빛 쐬는 양이 증가하면 세로토닌이 잘 분비될 뿐 아니라 멜라토닌의 분비도 늘어나므로 수면의 질이 올라갑니다(수면에 대해서는 26쪽에서 설명).

개 산책은 타인과의 유대가 잘 형성된다는 이점도 있습니다. 사람은 공통점이 있는 사람에게 쉽게 친근감을 느껴서, 개라는 공통된 존재가 있으면 말을 건네거나 인사하면서 보호자 사이에 유대 관계가 형성되기 쉽습니다.

브르타뉴대학교의 재미있는 실험이 하나 있습니다. 길거리에서 지나가는 여성 240명에게 남성이 말을 걸어 전화번호를 가르쳐달라고 하자, 보통 9퍼센트였던 성공률이 개와 함께 있을 때는 28퍼센트, 무려 세 배나 껑충 뛰어올랐다고 합니다. 예로부터 "개를 키우면 인기가 많다"라는 말이 있는데, 실험 결과를 보더라도 인간관계를 원활히 하는 효과가 있음을 알 수 있습니다. 남성뿐 아니라 여성이 개를 데리고 나가도 말을 거는 빈도가 올라가므로 대화에 서툰 사람에게 특히 추천하고 싶습니다.

또 개를 키우는 효과가 가장 컸던 사람은 홀로 사는 고령자로, 사망 위험이 33퍼센트나 낮아졌다고 합니다. 개를 매개로 하는 소통이 개를 키우는 좋은 점의 하나인 셈입니다.

뇌가 잘 늙지 않는
실내 온도는 몇 도일까?

실내 온도가 뇌 나이와 관련 있다는 말에 깜짝 놀라는 사람도 있을 듯합니다.

방이 추우면 노인 뇌 위험이 상승합니다. 추우면 혈관이 수축해 혈압이 올라가기 때문이죠. 고혈압은 치매 위험인자이므로 혈압을 낮추는 건 노인 뇌 방지를 위해 매우 중요합니다.

게이오대학교의 이카가 도시하루伊香賀俊治 교수의 연구에 따르면, 겨울철 거실 온도가 낮은 집과 그보다 5도 따뜻한 집을 비교해보니 따뜻한 집에 사는 사람의 뇌 나이가 열 살 정도 젊었다고 합니다.

당연하지만 치매 위험도 경감됩니다.

WHO에서는 겨울철 주택의 실내 온도를 '18도 이상'

으로 할 것을 강력히 권고하고 있으며, 고령자나 어린아이가 있는 집은 더 높은 온도를 권장합니다.

실제 겨울철 실내 온도는 보통 어느 정도일까요? 일본의 주택 2000호를 조사한 결과, 거실은 60퍼센트, 침실이나 탈의실은 무려 90퍼센트의 가정이 18도 미만이었다고 합니다. 거실은 16도, 복도와 탈의실은 약 12도였습니다.

목조주택이 많은 일본은 아무래도 겨울철에 실내 온도가 제법 내려갈뿐더러 거실은 그렇다 쳐도 복도나 탈의실까지는 난방 기구가 없는 집도 많습니다.

하지만 뇌의 노화를 막고 혈관의 부담을 낮추기 위해서라도 실내 온도 대책은 꼭 세우길 바랍니다.

영국은 '주택의 추위와 사망률의 관계'를 장기간 조사한 끝에 '주택의 건강, 안전성 평가 시스템'을 공표했는데, 그 조사에 따르면 '16도 이하가 되면 호흡기질환에 영향을 주며' '12도 이하가 되면 고혈압과 심혈관질환 위험이 증가한다'고 합니다.

'18도 이상', 겨울철에는 이 실내 온도를 꼭 지킵시다.

실내 온도와 습도에 따라
작업 효율도 달라진다

실내 온도가 집중력과 작업 효율에도 영향을 미치는 것으로 알려져 있습니다. 춥거나 더우면 아무래도 효율이 떨어지기 마련이며 뇌 상태에도 큰 영향을 미칩니다.

미국에서 이런 실험이 있었습니다. 플로리다에 있는 보험회사에서 주로 컴퓨터 업무를 보는 여성을 대상으로 실내 온도와 작업 효율을 조사하는 실험이었죠.

피서지로 유명한 플로리다는 1년 내내 기후가 따뜻합니다. 사무실에서는 냉방을 할 때가 많은데, 실내 온도가 20도일 때보다 25도일 때 압도적으로 작업 효율이 올랐다고 합니다.

타이핑 실수가 44퍼센트 감소.

타이핑한 문자량이 150퍼센트 증가.

정말 놀라운 차이죠. 실내 온도 하나로 이렇게 달라진다면 1년 뒤에는 얼마나 큰 차이가 날까요?

참고로 실내 온도가 너무 높아도 좋지 않습니다. 실내 온도가 25도를 넘으면 1도 오를 때마다 능률이 2퍼센트씩 떨어졌다고 합니다.

헬싱키공업대학교의 연구에서 사무직 종사자들을 대상으로 조사한 결과, 작업 효율이 가장 좋은 온도는 22도였다고 합니다.

또한 습도도 중요합니다. 습도가 35퍼센트 이하가 되면 건조함으로 눈 깜빡임 횟수가 늘어나 작업 효율이 떨어지고, 70퍼센트 이상이면 쉽게 피로를 느낀다는 점도 지적되었죠. 저 역시 요즘은 습도 관리가 가능한 공기청정기를 거실에 두는데, 방이 쾌적하면 집중력이 오르고 안락함이 조성되기 때문에 같은 시간에 더 많은 일을 해낼 수 있고 눈도 덜 피로해서 업무 효율이 올랐습니다.

집중력이 떨어졌다고 느끼는 사람은 방 온도와 습도에 신경을 써보세요.

아이들의 학습 효율 역시 오르니까 공부에 집중할 수 있는 실내 온도와 습도를 설정해줍시다.

65세 이상에게 바람직한 스마트폰 사용법

일본의 스마트폰 보급률은 70대에서도 이미 50퍼센트를 넘어섰습니다(2021년 조사).[*]

일상에서 스마트폰을 들여다보는 시간은 갈수록 늘고 있으나 잘못 사용하면 뇌에 부정적인 효과를 미칠 수 있습니다. 여기서는 긍정적인 면과 부정적인 면을 함께 살펴보며, 뇌에 해가 되지 않는 스마트폰 사용법을 소개하겠습니다.

먼저 긍정적인 면. 최신 과학기술을 접하며 새로운 일을 시도하는 것은 뇌를 활성화하는 가장 좋은 방법 가운

---

[*] 한국 갤럽에 따르면, 우리나라의 70대 이상 스마트폰 보급률은 81퍼센트에 달한다(2022년 기준).

데 하나입니다. 또 컴퓨터가 취미인 사람은 치매에 잘 걸리지 않는다는 데이터도 있죠. 인터넷 검색이나 컴퓨터로 사진 정리하기는 인지기능을 향상하는 효과가 있기 때문입니다. 또 SNS를 이용하면 세대와 성별을 초월해 연결되므로 친구를 사귀기 쉽고 유대감을 느낄 수 있다는 이점도 있습니다.

그러나 무슨 일이든 과하면 해로운 법입니다. 예컨대 한시도 스마트폰을 떼어놓지 못한다면 부정적인 면이 나타납니다.

부정적인 면의 하나가 '알림'입니다. 스마트폰에서는 SNS나 인터넷 뉴스, 메신저 등 온갖 알림이 자주 뜨지요. 무슨 알림인지 궁금해서 주의가 산만해지고, 누군가와 대화하다가도 집중을 못 한 경험은 스마트폰을 가진 사람이라면 누구나 있을 겁니다. 이런 상황은 사실 스트레스로 작용합니다. 스트레스로 자율신경의 균형이 무너지면 제대로 휴식을 취할 수 없어 몸속에 염증이 잘 생기기도 하죠.

'알림' 설정은 해제하는 편이 좋으며, 특히 잠잘 때나 편안히 쉴 때는 무음으로 설정해둡시다.

이 밖에 '뇌의 단락화'가 일어날 가능성도 있습니다. 요즘 우리는 무슨 정보든 스마트폰으로 바로 입수할 수 있고 답을 바로 알 수 있는 만큼 시행착오가 줄었습니다. 시행착오는 곧 뇌를 활성화한다는 의미입니다. 과도한 스트레스를 주는 시행착오는 좋지 않지만, 건전한 시행착오라면 뇌기능을 향상합니다. 반대로 답을 금세 알아내면 뇌는 편안하게 가만히 있으려 하죠. 뇌는 게으름을 피우는 버릇이 있기 때문입니다. 그래서 무엇이든 알아낼 수 있다는 것은 좋은 면도 있지만 나쁜 면도 존재합니다.

이를테면 자주 보는 영어단어인데도 막상 쓰려고 하면 철자가 잘 떠오르지 않는 경우가 있습니다. 이는 인터넷 사전이나 검색창에 철자 몇 개만 입력하면 자동완성 되는 기능에 익숙해진 탓에 단어를 생각해내는 과정이 생략되면서 발생하는 현상입니다. 뇌에 부하가 걸리지 않으니 뇌를 사용하지 않는 상태가 되고, 뇌는 늙어가는 것이죠.

또한 자기 전에 스마트폰을 보면 수면의 질도 떨어집니다. 수면은 뇌와 밀접한 관련이 있으며, 수면의 질이 나쁘면 치매 위험이 커진다는 사실은 지금껏 여러 번 강조

한 바 있습니다.

　스마트폰의 보급으로 우리가 하루에 얻을 수 있는 정보량은 폭발적으로 늘었습니다. 이를 다른 관점에서 보면 '불필요한 정보에 농락당하고 있다'고도 할 수 있습니다. 생각해보세요. 여러분이 어제 얻은 다양한 정보 중에 오늘도 기억나는 정보는 얼마나 되나요? 또 기억나는 정보 중에서 자신에게 유익하다고 분명히 말할 수 있는 정보는 얼마나 될까요?

　사실 생각해보면 대다수 정보는 불필요함을 알 수 있습니다.

　그러니 잠잘 때 외에도 '스마트폰 단식' 시간을 설정해보세요. 눈에 띄면 자꾸 들여다보고 싶으니 서랍에 잠깐 넣어두는 것도 효과적입니다. 재미있게도 인간의 뇌는 조금 번거로워지면 그 행동을 잘 하지 않습니다. 이를테면 책상 위에 과자가 있으면 무심코 자꾸 손이 가니 다이어트를 하고 싶다면 어디 보이지 않는 곳에 넣어둡시다. 그것만으로도 충동적으로 먹는 행위가 잘 일어나지 않습니다.

'점화효과^{priming effect}'를 아시나요? 사전에 어떤 자극을 받으면 나중 행동에 그 영향이 나타나는 현상을 말합니다. 즉 과자를 보면 나중에 과자가 먹고 싶어지죠. 스마트폰이 눈에 띄면 스마트폰을 들여다보고 싶어집니다. 앞서 본 것이 나중 행동에 영향을 주는 겁니다.

65세 이상은 디지털 도구를 적극 활용하자

　노인 뇌가 되기 쉬운 사람의 특징 중 하나가 '새로운 일에 도전하지 않는다'는 점입니다(지금까지 여러 번 설명했습니다).

　익숙한 일은 괜찮지만 새로운 일에 도전하는 건 귀찮고 불안합니다. 난 못할 거라며 지레 겁을 먹죠. 하지만 그러다가는 뇌의 노화가 진행됩니다.

　사소한 것이라도 좋으니 새로운 일을 시도해보세요.

　앞서 바람직한 스마트폰 사용법에 관해 설명했는데, 고령자일수록 트위터나 인스타그램, 페이스북 같은 SNS를 하는 편이 좋습니다. 인지기능을 향상하는 '뇌 활성 효과'를 크게 기대할 수 있기 때문입니다. 말하자면 '뇌 활성 SNS'라고나 할까요(물론 '적당히'가 중요합니다).

우리는 유대감과 나만의 시간, 이 두 가지를 가지는 것이 중요합니다. 특히 고령이 된 뒤 밖에 나가 사람 만날 일이 별로 없는 사람은 타인과 소통하는 도구로 SNS 활용을 추천합니다.

SNS뿐 아니라 인지기능을 향상하기 위해 디지털 도구를 적극적으로 활용했으면 하는 바람에서 그 방법을 소개하겠습니다.

이를테면 여행을 가기 힘든 경우에는 구글어스^{Google} ^{Earth} 등을 이용해 가상 여행을 떠나봅시다. 실제 여행이 아닌 가상 여행인데 효과가 있을까 싶지만, 뇌 활성화라는 측면에서 보면 가상이라도 충분히 효과가 있습니다.

뇌는 '상상한 것'과 '현실'을 잘 구별하지 못합니다. 미각과 후각은 그럭저럭 구별할 수 있지만 그 외의 것은 현실이 아닌 가상이라도 같은 반응을 하죠.

그러니 현실에서 체험하기 어렵다면 가상 체험도 좋고 인터넷을 활용하는 방법도 좋습니다.

실제로 인터넷이 고령자의 뇌를 활성화한다는 연구 자

료도 나오고 있으며, 인터넷 검색은 지능을 향상시킨다고도 합니다.

디지털기기는 뇌에 다양한 자극을 주는 도구입니다. 꼭 일상의 일부로 만들어보세요.

단, 디지털기기를 사용할 때는 주의가 필요합니다. 스마트폰 사용법과 중복되는 부분도 있는데, 다음 세 가지를 특히 조심합시다.

- **자기 전에는 들여다보지 않기**
- **하루 사용 시간 정해두기**
- **자세에 신경 쓰기. 장시간 앉아 있는 자세도 주의**

이 점을 지키며 시도해보기 바랍니다.

손으로 글을 쓰면
뇌의 인지기능이 좋아진다

디지털기기를 사용하라고 앞서 설명했는데, '손으로 글쓰기' 역시 뇌의 인지기능 향상에 효과가 크니 둘 다 활용하는 편이 좋습니다. 손으로 글을 쓰면 특히 기억을 정착하는 데 효과가 있습니다.

뇌 활동은 '키보드로 타이핑할 때'보다 '손으로 글을 쓸 때' 더 활발해집니다. 손으로 글쓰기는 몸을 움직일 뿐 아니라 시각, 필기하는 소리, 감촉 등 오감으로 자극이 입력되므로 기억에 잘 남습니다. 학창 시절에 직접 메모해 가며 정리 노트를 만들어 공부하던 사람도 많을 텐데, 노트에 적는 건 이런 이유에서 의미가 있습니다.

또 일정 관리도 디지털 일정표를 사용하기보다는 수첩에 직접 적는 편이 기억을 상기할 때 뇌 활동이 활발해집니다.

이 밖에도 손으로 글쓰기의 효과는 다양합니다.

이를테면 편지 쓰기는 인지기능 향상에 효과가 있죠. 특히 편지 왕래는 '손으로 글쓰기 효과'와 '타인과의 소통'이라는 두 가지 효과를 동시에 볼 수 있으므로 꼭 추천하고 싶습니다.

손으로 글쓰기를 이용한 소통은 '디지털로 타이핑한 문자'에 비해 마음이 잘 전달돼 좀 더 긍정적인 효과를 기대할 수 있습니다. 그러나 같은 손으로 글쓰기라도 속기速記는 효과가 미약합니다. 요컨대 또박또박 정성껏 글씨를 써야 합니다. 정성 들여 쓴 글자가 상대에게 긍정적인 영향을 주죠. 정성껏 글씨를 쓰는 일은 거울뉴런 효과(거울처럼 자신에게 되돌아오는 효과)로 결과적으로 나 자신도 소중히 여기는 셈이니 일거양득입니다.

또 '감사 편지'를 쓰면 인생의 만족도가 올라간다는 연구 결과도 있습니다. 감사 편지는 상상 이상으로 상대를 기쁘게 할 수 있기 때문입니다. 그로 인해 마음의 거리가 좁아지고 신뢰 관계가 형성되기도 하므로, 고마움을 표할 일이 있을 때마다 손 편지를 써보면 어떨까요? 행복도 실감할 수 있는 아주 좋은 습관입니다.

은퇴 이후
수첩 사용법

"직장에 다닐 때는 수첩에 할 일을 빼곡히 적어두곤 했는데, 퇴직하고 나니 적을 게 거의 없어 수첩을 안 쓰게 됐어요. 지금은 달력에 일정을 적어둬요."

60대 후반 남성에게 이런 이야기를 들었습니다.

매일 수첩에 적어 넣을 만큼 할 일이 많지 않더라도 수첩을 사용하는 이점은 많습니다. 수첩은 뇌의 인지기능을 향상하는 도구가 될 수 있습니다. 저는 은퇴 이후에 오히려 수첩을 꼭 사용해야 한다고 봅니다. 다만 여러분이 흔히 생각하는 수첩 사용법과는 방식이 조금 다릅니다. 인지기능이 좋아지려면 몇 가지 요령이 필요합니다.

뇌를 활성화하는 수첩 사용법 ①

수첩을 사용해 '삶의 목표를 설정'하는 방법입니다. 다음 질문에 대한 답을 수첩에 적어주세요.

"만일 내일 죽는다면 뭘 하고 싶으세요?"
"만일 일주일 뒤에 죽는다면 뭘 하고 싶으세요?"
"만일 한 달 뒤에 죽는다면 뭘 하고 싶으세요?"
"만일 1년 뒤에 죽는다면 뭘 하고 싶으세요?"

이는 '정말 하고 싶은 일을 발견'하기 위한 질문입니다. 첫 질문부터 순서대로 수첩에 답을 적어주세요. 죽음을 의식하면 못다 한 일이 보이기 시작합니다.

내 삶의 끝을 의식하게 되는 시기는 언제일까요? 사람마다 다르겠지만, 대개는 나이가 들어갈수록 끝을 의식하는 정도가 커집니다. 뇌과학의 견지에서 보면 인생의 끝을 의식하는 일은 뇌의 인지기능을 향상하는 효과가 있습니다.

'내일 죽는다면'과 '일주일 뒤', '한 달 뒤', '1년 뒤'는 하고 싶은 일의 종류가 달라집니다. 이처럼 기한을 다양하게 설정하면 자신이 하고 싶은 일의 전체 윤곽이 보입니다.

'내일'이 기한이라면 할 수 있는 일은 상당히 제한적입니다. '가족과 함께 보내고 싶다', '가장 좋아하는 음식을 마음껏 먹고 싶다', '신세 진 사람에게 찾아가 제대로 인사하고 싶다', '내 주변을 정리하고 싶다' 같은 희망이 있을 텐데, 전체적으로 안정을 충족시키는 행위입니다.

기한이 연장되면 안정 욕구에서 점차 '해보고 싶었는데 못 한 것' 등 미련이 남는 일에 대한 욕구가 나타납니다.

"만일 1년 뒤에 죽는다면?"에 대한 대답에는 이런 것들이 있었습니다.

"책을 쓰고 싶다."

"세계 여행을 하고 싶다."

"결혼한 적이 없어서 결혼해보고 싶다."

"남은 가족을 위해 집을 짓고 싶다."

'1년 뒤'라는 질문에 나오는 것, 이것이 바로 그 사람이 품고 있는 '하고 싶은 일'입니다. 이것을 잊지 말고 수첩에 적어두세요. 그리고 한 달에 한 번, 이 내용을 다시 살펴보세요.

'하고 싶은 일'이 뚜렷해지는 것만으로도 큰 성과입니다. 이것이 목표가 되기 때문이죠. 실현 가능성보다는 목표가 생기는 것이 뇌에는 중요합니다.

예전에 "1년 뒤에 죽는다면?"이라는 질문에 "보육원을 짓고 싶다"라고 대답한 사람이 있었습니다. 실제로 보육원을 지으려면 상당한 비용이 듭니다. 실현하기는 어렵더라도 고통받는 아이들을 위해 매달 기부를 하거나 자원봉사를 하는 등 실천할 수 있는 작은 행동으로 충분합니다. 그것만으로도 뇌의 전두엽전영역을 포함한 모든 부위가 활성화됩니다. 사소한 행동이어도 괜찮습니다. 덧붙이자면, 실제로 아무것도 하지 않더라도 목표만 있다면 뇌는 움직이기 시작합니다.

일정이 많지 않아도
수첩을 사용하면 좋다

뇌를 활성화하는 수첩 사용법 ②

　다음 수첩 사용법을 소개하겠습니다. 그날 수첩에 적을 만한 일정이 없어도 상관없는 방법입니다. 이 네 가지 법칙을 활용하면 뇌가 활성화되고 하루하루가 더욱 즐거워집니다.

▶ 수첩 사용법 네 가지 법칙

(1) 일정이 없어도 매일 아침 오늘 하고 싶은 일 적기

(2) 하루를 마무리하며 오늘 성공한 일 다섯 개 적기

(3) 목표를 위한 수치 적기

(4) 마음이 즐거운 일을 일정에 넣기

(1) 일정이 없어도 매일 아침 오늘 하고 싶은 일 적기

굳이 수첩에 적을 만한 일정이 없는 날이더라도 오늘 하고 싶은 일을 수첩에 적어보세요.

또 182쪽에서 소개할 '인생을 즐겁게 하는 메뉴 100'도 오늘 하고 싶은 일에 참고가 되니 꼭 활용해봅시다.

(2) 하루를 마무리하며 오늘 성공한 일 다섯 개 적기

하루를 마무리하면서 '오늘 성공한 일', '오늘 좋았던 일' 다섯 개를 적습니다. 그게 전부입니다.

'날마다 좋았던 일, 성공한 일이 다섯 개나 생길 리 없잖아'라는 생각이 들 수도 있지만, 아주 사소한 일이라도 좋습니다. 친구가 여행 기념품으로 과자를 사다 주었다, 산책하다가 예쁜 꽃을 발견했다, 저녁에 먹은 튀김이 맛있었다, TV에서 유용한 정보를 얻었다…. 이런 일이라면 매일 다섯 개씩 발견할 만하지요.

매일 수첩에 적다 보면 그동안 자신도 몰랐던 점을 깨닫습니다. '맨날 똑같은 일상이라고 생각했는데, 꽤 변화가 있었구나.' '내가 복 받은 사람이란 걸 알았어.'

이렇게 계속하다 보면 뇌는 점차 그 부분에 초점을 맞

춥니다. 선순환이 발생하는 셈이죠.

일정이 없는 따분한 나날 → 좋은 일, 성공한 일이 생기는 나날

똑같은 하루인데도 의식이 변화해갑니다. 그러면 인지 기능은 물론 행복도도 오르죠. 좋은 일투성이입니다.

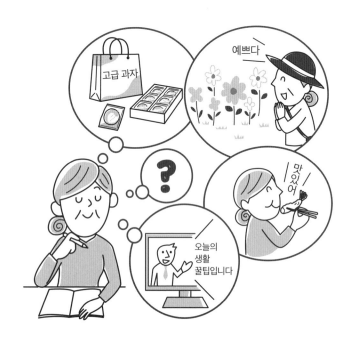

오늘 있었던 작은 성공이나
좋은 일을 적어봅니다.

⑶ 목표를 위한 수치 적기

혈압 수치를 내리고 싶다, 살을 10킬로그램 빼고 싶다, 더 절약하고 싶다, 영어 공부를 하고 싶다, 책을 더 많이 읽고 싶다…. 자신이 이루고 싶은 일을 명확히 하고, 매일 그 목표를 이루기 위한 수치를 적는 일 역시 '뇌에 좋은 수첩 사용법'입니다.

- **혈압을 낮추는 것이 목표라면 매일 혈압을 재서 적는다.**
- **살을 빼고 싶다면 매일 몸무게를 재서 적는다.**

| 몸무게 10킬로그램 빼기!

날짜	몸무게를 잰 시간	몸무게
4월 1일	9시 5분	63.2kg
4월 2일	9시 30분	62.5kg
4월 3일	10시 10분	62.8kg
4월 4일	9시 45분	62.1kg
4월 5일	9시 40분	61.8kg
4월 6일	9시 31분	62.3kg

- 절약하고 싶다면 그날 절약한 금액을 적는다.
- 책을 더 많이 읽고 싶다면 그날 읽은 책의 제목과 페이지 수를 적는다.

중요한 것은 목표를 위한 구체적인 항목과 수치를 적는 일입니다. 그러면 목표를 인식하고, 자연스레 그 목표를 이루기 위한 행동을 하게 됩니다.

매일 몸무게를 재서 기록하면 몸무게가 줄어든다는 건 연구 결과로도 나온 사실입니다. 살을 빼고 싶다면 매일 체중계에 올라가 몸무게를 재는 것이 인간의 뇌를 제대로 활용한 다이어트법인 셈이죠.

(4) 마음이 즐거운 일을 일정에 넣기

148쪽에서 소개한 '마음이 즐거운 스물한 개 분야'를 참고하여 해보고 싶은 일을 일정에 써넣습니다. 실현하지 못해도 괜찮습니다. '상상의 일정'을 만들어가는 기분으로 한 달 뒤, 여섯 달 뒤, 1년 뒤 일정을 만들어보세요.

인생이 즐거워지는
메뉴 100

인생의 목적은 무엇인가요?

이 질문에 여러분은 어떻게 대답하겠습니까?

슈퍼 에이저들이 가진 공통된 '인생의 목적'이 있습니다. 바로 '이 순간을 즐기는 것'입니다.

열심히 일해서 출세하고 싶다.

내 집을 마련하고 싶다.

수입이 더 늘어나면 좋겠다.

남들에게 더 인정받고 싶다. / 관심받고 싶다.

무언가를 이루고 싶다.

젊을 때는 이런 생각을 하던 사람도 있을지 모르겠으나, 고령임에도 활기차게 활동하는 슈퍼 에이저는 '지금 이 순간을 즐기는 것'에 누구보다 열정적입니다.

반면 기운 없는 고령자의 이야기를 들어보면 이런 말을 하죠.
"뭘 해도 즐겁지 않아."
"사는 게 따분해. 죽는 날만 기다리고 있어."

이왕이면 삶의 마지막 순간에 '즐거운 인생이었어', '괜찮은 인생이었어'라고 생각하며 떠나고 싶지요. 그러니 '즐기는 것'을 제쳐두지 말고 '즐기는 것'을 우선해서 하루하루를 보냅시다.

그런데 어떻게 즐기며 살아야 할지 모르겠다는 사람을 위해 '인생을 즐겁게 하는 메뉴 100'을 만들어보았습니다.

오늘 할 일을 발견하기 위한 목록 100입니다. 뭘 하면 좋을지 모르겠는 사람도 이 목록을 보면 하고 싶은 걸 발견할 수 있습니다. 그래도 모르겠다는 사람은 다트처럼 눈을 감고 얍! 하고 손가락으로 짚은 항목을 실행해도 좋고, 목록 항목을 카드 100장으로 만들어 무작위로 골라도 좋습니다.

물론 이는 뇌에 자극을 줘서 인지기능을 향상할 뿐 아니라 노인 뇌를 예방하는 효과도 있습니다.

참고로 여기서 소개하는 메뉴 100은 제가 선별한 것으로, 자기만의 목록을 만들고 싶을 때는 직접 100가지를 적어도 좋습니다.

이 목록 중에는 '여행 일정 잡기'라는 메뉴가 있습니다. 앞서 설명했듯이, 여행 일정을 잡기만 해도 행복도는 오릅니다. 소풍 전날의 두근거림, 데이트 약속이 잡힌 주에는 줄곧 행복한, 그런 느낌이죠.

여행 계획을 세울 때, 가까운 시일 내가 아닌 여섯 달 뒤에 여행 일정을 잡아도 행복도는 오릅니다.

여섯 달 뒤에 꿈에 그리던 장소로 간다는 생각만으로도 기대감에 부풀고 하루하루 생활에 활력이 생기죠.

인생을 즐기기 위해서는 다양한 아이디어가 필요합니다. 이 메뉴 100도 그 아이디어의 하나에 꼭 추가해보세요.

인생을 즐겁게 하는 메뉴 100

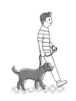

1	좋아하는 영상 보기	2	좋아하는 음악 듣기	3	여행 일정 잡기
4	새로운 가게에 가기	5	새로운 빵 먹어보기	6	특별 한정품 주문하기
7	아름다운 꽃으로 방 꾸미기	8	식물에 물 주기	9	동물 쓰다듬기
10	좋아하는 친구들과 이야기하기	11	녹색식물 보기	12	폭신폭신한 것 만지기
13	새 옷 사기	14	알록달록한 양말 신어보기	15	손톱 깔끔하게 다듬기 (매니큐어 바르기)
16	햇빛 쐬기	17	파도 소리 듣기	18	작은 새가 지저귀는 소리 듣기
19	강물 흐르는 소리 듣기	20	콧노래 부르기	21	심호흡하기
22	촉감 좋은 잠옷 사기	23	최고급 베개 사기	24	가르마 살짝 바꾸기
25	머리 색깔 바꾸기	26	낮잠 30분 자기	27	하늘 바라보기
28	목욕할 때 새로운 입욕제 넣기	29	촛불 바라보기	30	즐거운 춤 영상 보기
31	보폭을 10센티미터 넓혀서 걷기	32	등 곧게 펴기	33	마사지받기

34	따뜻한 음료 마시기	35	딱 1분만 새로운 것 하기	36	별 보기
37	혼자 있는 시간 가지기	38	작은 친절 베풀기	39	유머러스한 말 하기
40	개그 방송 보기	41	맛있는 것 먹기	42	작은 사치 부리기
43	누군가를 응원하기	44	정원 가꾸기 (흙 만지기)	45	물과 접촉하기
46	깨끗한 공기 마시기	47	좋아하는 향수 뿌리기	48	실내에 향 피우기
49	새로운 가전제품 사기	50	샤워 꼭지 바꾸기	51	전자 게임 잠깐 하기
52	스포츠 접하기	53	화장 바꾸기	54	샴푸 바꾸기
55	향기 좋은 손 세정제로 바꾸기	56	속옷 색깔 바꾸기	57	견본주택에서 꿈의 집 체험하기
58	선망하던 차 시승하기	59	보고 싶었던 영화 보기	60	가고 싶었던 호텔에 묵기
61	가고 싶었던 레스토랑에서 식사하기	62	서점에 가기	63	좋아하는 탈것 타기
64	새로운 색이나 모양의 구두 사기	65	마셔본 적 없는 술 마시기	66	인터넷에서 좋아하는 것 검색하기
67	저녁 반주에 곁들이고 싶은 안주 사기	68	조금 호화로운 아침 식사하기	69	안경테 바꾸기
70	깜짝 이벤트 열기	71	쿠션 바꾸기	72	맞장구 횟수 늘리기

73	꼭꼭 씹어 먹기	74	침실 밤 조명을 따뜻한 색으로 바꾸기	75	좋아하는 사람의 사진 붙이기
76	복권 사기	77	뷔페식당에 가기	78	행복한 기억 떠올리기
79	감사의 손 편지 쓰기	80	펜팔 상대 찾기	81	사고력 게임 하기 (오셀로, 장기, 십자말풀이 등)
82	책 읽기	83	방 구조 바꾸기	84	이성 또는 나이대가 다른 사람 만나기
85	질 좋은 찻잔 사기	86	동물 키우기	87	새로운 길 걷기
88	좋아하는 가게 발견하기	89	추억의 노래 부르기	90	다른 사람에게 좋은 정보 알려주기
91	이상적인 모습 상상하기	92	새로운 앱 다운로드하기	93	물건에 이름 붙이기
94	고기나 유제품 먹기	95	음식의 향 만끽하기	96	고급 제품 하나쯤 몸에 걸치기
97	침대 위치 바꾸기	98	사고 싶었던 그릇 사기	99	뇌 활성 드리블하기
100	가족이나 친구, 동료에게 감사의 말 전하기				

글쓰기로 분노와
미움 없애기

    지금까지 수첩에 '글쓰기'를 추천했는데, '글쓰기'는 애매모호한 것의 해상도를 올려 시각화할 수 있으므로 뇌의 인지기능에 좋은 점이 참 많습니다.

    심리학에서 트라우마를 치유하는 방법의 하나로 '글쓰기'가 있습니다. 사실 남에게 '말하기'보다 '글쓰기'가 더 효과적이라고 합니다.

    방법은 간단합니다. '좌우지간 속이 후련해질 때까지 글로 쓰는 것'입니다. 스트레스받는 일을 실컷 글로 써 내려가는 것이죠.

    속이 후련해질 때까지 자신을 속이지 말고 생각한 대로 적습니다. 온갖 욕설도 좋습니다. 생각한 것을 단 한 방울도 내 안에 남겨두지 말고 전부 글로 토해내는 겁니다.

이 방법은 실제로 미국에서 트라우마 치료에 쓰이고 있습니다.

글 쓰는 시간은 저마다 다릅니다. 10분 만에 끝나는 사람도 있는가 하면 한 시간인 사람도 있죠. 하루 걸리는 사람이 있는가 하면 일주일씩 걸리는 사람도 있습니다.

글을 쓰다 보면 마음이 조금 가벼워짐을 스스로 느낍니다. 마음이 차분해진다고나 할까요. 그렇게 계속 써 내려가다 보면 점차 트라우마가 사라질 가능성이 커집니다.

완전히 사라지고 나면 한동안은 자신이 쓴 글을 다시 펼쳐보지 마세요. 최소 한 달간은 보지 않도록 하세요. 그리고 한 달 뒤에 읽어보면 '내가 이런 생각을 했었나?' 정도의 일로 남아 있을 겁니다.

트라우마뿐 아니라 분노나 미움을 없애는 방법으로도 효과적입니다.

우리는 머릿속에서 하루에 수천, 수만 번 생각을 합니다. 생각 대부분은 정리되거나 언어화되지 않고 감정에 들러붙은 채 스멀스멀 새어 나오죠.

글쓰기는 그 생각들을 하나하나 끄집어내는 행위입니다. 그래서 생각과 기분이 정리됩니다.

또한 글쓰기는 몸의 운동기능을 사용합니다. 이 역시 뇌에 긍정적으로 작용합니다.

이 놀라운 '글쓰기'를 꼭 생활화해보세요.

일은 뇌의 노화를
예방한다!

일본에서는 정년을 65세로 연장한 기업이 증가하고 정년 70세 시대도 임박하고 있습니다. 실제로 60세가 넘어서도 일하는 사람을 흔히 볼 수 있죠.

아래의 표는 '60세 이상에서 일하는 사람의 성별, 연령별 비율'입니다.

	남성 취업 상황	여성 취업 상황
60~64세	82.7%	60.6%
65~69세	60.4%	40.9%
70~74세	41.1%	25.1%
75세 이상	16.1%	7.05%

어떤가요? 이 표를 보면 남성은 70대 전반에도 40퍼센트 이상, 여성은 60대 후반에 40퍼센트 이상이 일하고 있습니다.* 일을 하면 노인 뇌가 예방되므로 뇌의 관점에서 보면 좋은 일입니다. 물론 '일은 충분히 했으니 이제 쉬고 싶다', '돈을 벌어야 해서 어쩔 수 없이 일한다'는 사람도 있겠지만, 그런 생각은 뇌에 스트레스이므로 생각을 달리해 긍정적으로 받아들이는 편이 좋습니다.

참고로 65세 이상 인구 중 일하는 비율이 높은 현 상위 세 곳은 1위 나가노현, 2위 야마나시현, 3위는 후쿠이현입니다.

나가노현과 후쿠이현 모두 평균수명이 상위권인 지역입니다. 야마나시현의 평균수명은 중위권이지만 건강수명 순위에서 남성 1위, 여성은 3위로 상위권을 차지하고 있죠. 물론 일하는 것만이 장수하는 이유는 아니지만, 일하는 것이 몸에 좋은 영향을 준다는 사실을 뒷받침하는 결과이기도 합니다.

---

* 2023년 우리나라 통계청에 따르면 60세 이상 고용률은 42.8퍼센트로 통계 작성 이래 최고치를 기록했다.

'일하는 것'에는 노인 뇌를 예방하는 요소가 가득합니다.

'사회나 타인과 유대할 수 있다', '자신의 역할이 생긴다', '수입이 생겨 경제적 불안감이 줄어든다', '몸을 움직임으로써 뇌를 활성화할 수 있다', '작업을 함으로써 전두엽전영역을 활용할 수 있다', '일을 익히면서 기억력을 사용한다', '할 일이 생겨 의욕이 증진된다' 등 좋은 점투성이죠.

60세 이상에게 알맞은 일자리란?

그렇다면 60세 이후에는 어떤 일을 하면 좋을까요?

사실 60세가 넘으면 비정규직으로 일하는 사람이 많습니다. 그동안 일하던 회사에 재고용되거나 이직을 하는 사람도 있죠. 또 시간제근무나 아르바이트를 하기도 하는데, 60세가 넘으면 전문 기술이 필요한 경우를 제외하면 아무래도 젊은 시절에 비해 일자리 선택의 폭이 좁아집니다. 체력은 떨어지고, 시력도 나빠지고, 기억력도 예전 같지 않고…. 나이가 들면서 여기저기 쇠약해지는 가운데 60세를 넘은 사람에게는 어떤 일자리가 좋을까요?

뇌의 관점에서 본 알맞은 일자리를 소개하겠습니다.

물론 개인차가 있으니 절대적인 건 아니지만 과학적 연구를 통해 도출된 결론입니다.

60세가 넘은 사람에게 적합한 직업 첫 번째는 언어능력을 활용하는 일입니다. 예컨대 다른 사람을 가르치거나 글을 쓰는 직업이죠. 두 번째는 상대를 안심시켜주는 직업입니다. 가령 팀 안에서 분위기를 잘 조성하는 자리는 60세 이상에게 적합합니다. 30세, 40세, 50세 때보다 일을 더 잘 해낼 가능성이 있습니다.

알다시피 언어능력은 나이 들면서 점차 좋아져 67세에 정점에 달하기 때문입니다. 더욱이 그 뒤에도 한동안 그 능력을 유지할 수 있죠. 작가 중에 나이 지긋한 사람이 많은 이유도 그 때문인지 모릅니다.

또한 나이 들면서 도파민 분비량은 감소하지만 타인과 교류할 때 분비되는 행복 호르몬 옥시토신은 증가합니다. 개념 없고 심술 맞은 노인처럼 부정적인 노화가 진행된 사람이 아니라면 고령자는 그 존재만으로도 타인에게 편안함을 줄 수 있습니다. 성미 급한 사람을 보면 우리는 거울뉴런 효과로 덩달아 조바심이 나지만, 편안한 존재는 거울뉴런 효과로 주변 사람의 기분까지 차분하게 해줍니다.

또 젊을 때 뇌에 각인된 기억과 경험은 나이가 들어도 몸에 남습니다. 예전에 제가 자주 가던 맛있는 양식집이 있었습니다. 요리사가 60대에 건강이 나빠져 오랫동안 휴업 상태였는데, 다시 문을 열었을 때 가보니 맛이나 서비스 모두 전혀 변함없었죠. 병도 앓았으니 몸이 예전 같지 않을 텐데 하고 걱정했으나 기우였습니다. 여전히 훌륭한 맛에 감동한 기억이 지금도 생생합니다.

오랜 세월 쌓아온 경험과 기술은 젓가락 쥐는 법을 잊어버리지 않듯이 기억 속에 또렷이 새겨져 있는 겁니다.

언어를 통해 자기 경험을 가르치는 일은 젊은 세대에게 기술과 경험뿐 아니라 중요한 철학, 마음가짐을 전달하는 일이기도 합니다. 이는 인생 경험을 쌓아온 사람의 중요한 역할 아닐까요?

눈에는 보이지 않는 중요한 철학을 전수함으로써 더 풍요로운 사회로 발전할 수 있습니다. 청년부터 성인, 고령자까지 폭넓은 세대가 활기차고 행복하게 살아갈 수 있다면 그보다 근사한 일도 없을 듯합니다.

7장

뇌가 늙지 않으려면 어떤 마음가짐이 필요할까?

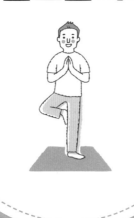

주관적 나이로
살아가기

요즘은 70대, 80대에 인플루언서가 되는 사람도 많습니다. 인플루언서란 사회에 큰 영향력을 미치는 사람을 말하는데, 지금은 SNS에서 팔로워 수가 많은 사람을 가리키기도 합니다.

재미있는 사진을 인스타그램에 올리는 니시모토 기미코西本喜美子(94세) 씨 역시 인기 인플루언서죠.

니시모토 씨의 인스타그램을 보면 다양한 건강 비결이 엿보여 큰 도움을 받습니다.

니시모토 씨는 72세에 카메라를 배우기 시작했다고 합니다. 여하튼 재미있는 걸 좋아해서 재미를 위한 행동에는 거침이 없죠. 카메라를 배우기 시작한 계기는 젊은 친구들이 용기를 북돋아주었기 때문이라고 합니다.

젊은 친구들이 있는 것 또한 뇌에 좋은 일입니다.

니시모토 씨는 나이를 의식한 적이 없다고 합니다. 자신의 나이를 신경 쓰지 않는 것이죠.

주관적 나이라는 말이 있는데, 이를테면 85세라도 자신은 50세라고 생각하면 주관적 나이는 50세입니다. 그러면 재미있게도 50세처럼 행동하게 됩니다. 물론 진심으로 그렇게 믿어야 합니다.

주관적 나이가 젊으면 뇌의 노화도 방지됩니다. 한국에서 실시한 연구에서 59~84세 피험자 예순여덟 명의 주관적 나이와 뇌 상태를 분석해보니, 주관적 나이를 실제 나이보다 '젊다'라고 대답한 피험자는 회백질의 밀도가 높았을 뿐 아니라 기억력도 좋고 우울증 경향도 낮았습니다.

'나는 젊다'라고 진심으로 생각하면 뇌와 몸도 젊어진다

"오랜만에 학창 시절 친구를 만나 이런저런 얘기를 했더니 어찌나 신이 나던지. 왠지 젊은 시절로 돌아간 것 같아 즐거웠어요. 역시 옛 친구는 참 좋네요."

70대 여성에게 이런 이야기를 들었습니다. 이런 경험을 한 사람이 많을 듯싶은데, 그토록 신이 난 데에는 이유가 있습니다. 나의 젊은 시절로 돌아간 듯한 느낌이나 내가 젊다는 생각은 뇌에 아주 좋은 자극을 주기 때문입니다.

오래전 조사(1981년)입니다만 미국 하버드대학교에서 이런 실험을 했습니다. 70대 피실험자 여덟 사람이 22년 전 실내장식으로 꾸민 건물 안에서 닷새간 공동생활을 하는 실험이었죠. 실내장식뿐 아니라 1959년 당시 유행하던 흑백 TV를 놓고 라디오에서는 당시 인기를 끌던 노래가 흘러나왔습니다. 책상에 놓인 책과 잡지도 1959년에 출판된 것으로, 환경 자체를 22년 전으로 만들어 닷새간 생활한 겁니다.

그리고 이런 규칙을 세웠습니다.

- 완벽하게 22년 전의 내가 되도록 노력할 것. 옛날이야기를 하는 건 상관없지만, 그때를 그리워하는 게 아니라 당시의 내가 돼서 이야기한다.
- 당시 이야기는 전부 '현재형'으로 말할 것. 당시 영화비평이나 시사 뉴스, 사건 등을 전부 '요즘 이야기'처럼 말한다.
- 본인이나 가족을 찍은 사진은 현재가 아닌 22년 전 사진을 장식한다.

참 재미있는 실험이죠. 그리고 이 실험에서 놀라운 결과가 나왔습니다.

1. 손재주가 좋아졌다.
2. 자세가 좋아졌다.
3. 시력이 좋아졌다.

4. 외모가 젊어졌다.

5. 생각이 유연해졌다.

이만큼 젊어지는 효과가 나타난 겁니다. 나는 젊다고 믿으며 행동했을 뿐인데 뇌에 변화가 일어난 것이죠.

젊어 보이게 꾸몄을 뿐인데 혈압까지 내려갔다는 실험도 있습니다. '미용실 실험'이라는 것인데, 27세에서 83세의 여성 마흔일곱 명에게 머리 염색을 해서 실제 나이보다 젊어 보이게 했습니다. 그러자 이번에도 놀라운 결과가 나왔습니다.

머리 염색으로 젊어 보이게 된 사람들의 혈압이 젊었을 때 혈압으로 돌아간 겁니다.

나이 든 사람이 젊게 꾸미면 "저 사람은 나이 생각 안 하고 주책없이 왜 저런대?"라고 말하는 사람이 있는데, 젊게 꾸미기는 몸은 물론 뇌에도 긍정적으로 작용합니다. 뇌속 이미지를 변화시켜 생리적 반응(체내에서 일어나는 화학 과정)에까지 영향을 주면서 건강 상태가 더 좋아지죠.

또한 겉보기 나이는 혈관 나이와도 관련이 있습니다. '실제 나이보다 젊어 보이는 사람'과 '실제 나이보다 늙

어 보이는 사람'의 혈관 나이를 조사해보니 이런 결과가
나왔습니다.

▶ 젊어 보이는 사람

실제 나이보다 혈관 나이가 젊다. 79퍼센트

▶ 늙어 보이는 사람

실제 나이보다 혈관 나이가 젊다. 19퍼센트

실제 나이보다 늙어 보이는 사람은 81퍼센트가 혈관
나이까지 실제 나이보다 많았습니다. 겉모습의 차이가 상
당한 차이를 만들어내는 겁니다.

또 주관적 나이가 젊은 사람일수록 미래 자신에 대해
긍정적으로 생각한다는 사실도 밝혀졌습니다.

뇌에 좋지 않은 말

자신이 젊다고 생각하고 겉모습 나이가 젊으면, 이 밖
에도 많은 효능이 있습니다. 그러니 자신에게 이렇게 말하

거나 생각하는 건 그만둡시다.

다음은 뇌에 좋지 않은 3대 나쁜 말입니다.

늙었어.
나이 먹었어.
이제 젊지 않아.

나이 들었다는 생각은 사망 위험까지 높입니다. 자신의 나이를 실제보다 8~13세 많게 느끼는 사람은 사망이나 질병 위험이 18~35퍼센트 높았다고 합니다.

'나이 들어 인생이 암울해', '젊은 시절에 비하면 행복하지 않아', '실제 나이보다 늙어 보여', '또래보다 나이 들어 보여' 등등 자신이 늙었다, 나이 드니 예전만큼 행복하지 않다고 느끼는 사람은 뇌의 노화가 빨라져 질병이나 사망 위험도 커집니다.

나이 들어 외고집인 사람과
유연한 사고를 하는 사람의 차이

    나이 들수록 화를 잘 내고 고집불통인 사람이 있는가 하면 늘 유연한 사고로 나긋나긋한 인상을 주는 사람이 있습니다.

    예전에 상담을 하러 온 70대 남성은 이런 이야기를 했습니다. "내가 외고집이란 것도 알고 되도록 유연한 사고를 하고 싶지만, 나도 모르게 고집을 피워 자기혐오에 빠져요."

    외고집은 자신이 옳다고 믿으면 바꾸려 하지 않는 성향입니다.

    '내가 옳다', '내가 바로 정의'라는 생각이 지나쳐 다른 사람의 의견을 좀처럼 인정할 수 없죠.

이는 '뇌의 편향'(편파적 사고방식)과 관련이 있습니다. 편향이 '완고한 사고'를 만들어내는 겁니다.

그리고 또 한 가지, 외고집은 '마인드셋mindset'과도 관련 있습니다. '마인드셋'이란 그 사람이 살아오면서 구축한 고정된 사고방식을 말합니다. 가치관이나 신념, 거기에 고정관념 등도 포함된 그 사람이 가진 생각의 바탕이죠.

외고집은 '보수화 편향', '매몰비용효과sunk cost effect'라는 편향과 '고정 마인드셋'이라는 세 가지 요소가 만들어냅니다.

'보수화 편향'이란 새로운 정보나 증거가 나와도 자기 신념이나 생각을 수정하지 않고 자기 생각을 고집하는 사고방식입니다.

흔히 '요즘 젊은 애들은 글러먹었어', '우리가 젊을 때는 더 열심히 살았어' 같은, 자신이 살아온 시대를 긍정하고 젊은 사람을 부정하는 생각이 바로 보수화 편향이 뇌에 퍼진 상태입니다.

이 편향이 강하면 변화에 둔감해져 주변에서 '고집불통', '융통성이 없다'라는 소리를 듣습니다.

보수화 편향을 줄이는 방법은 새로운 것을 자주 접하는 것입니다. 바로 이 책에서 노인 뇌 예방법으로 소개했듯이 말이죠. 새로운 것을 접할 기회가 많으면 많을수록 보수화 편향은 약해집니다.

그리고 또 한 가지, 보수화 편향뿐 아니라 모든 편향이 다 그렇지만, '자신이 그 편향(사고방식)의 영향을 받고 있음을 자각하는 것'이 중요합니다. 자각하기만 해도 개선될 여지가 있으니, 주위에서 고집불통이라는 말을 듣거나 본인이 그렇게 생각한다면 대책을 세워보세요.

두 번째는 '매몰비용효과'입니다. 이 또한 편향의 하나로, 믿음으로 차곡차곡 쌓아 올린 것이 잘못된 것으로 밝혀져도, 이제껏 쏟아부은 비용이 헛되이 될까 두려워 현재의 행동을 정당화하려는 뇌의 작용입니다. 비록 제삼자의 눈에는 불합리한 선택일지라도 지금껏 믿어온 것이 헛되지 않도록 그 선택을 정당화하고 미련을 버리지 못하죠. 딱히 득 볼 것이 없음을 알아도 오기로 자신의 의견을 굽히지 않습니다.

지금까지 해온 공부법으로 성적이 잘 나오지 않는데

도 그대로 해나간다. 지금껏 해온 다이어트 방법이 분명 효과가 없는데도 계속한다. 이처럼 자신이 해온 일을 부정하고 싶지 않다는 이유로 취하는 언동에 뇌의 작용이 있음을 인식하고 신경 쓴다면 완고함을 줄일 수 있습니다.

성장 마인드셋 가지기

세 번째는 '고정 마인드셋'입니다.

'마인드셋'은 생각의 바탕이 되는 것으로, 사고가 경직된 사람과 유연한 사람은 이 마인드셋이 다릅니다. 경직된 사람은 '고정 마인드셋fixed mindset', 유연한 사람은 '성장 마인드셋growth mindset'을 가지고 있죠.

마인드셋이 그 사람의 능력이나 행동에 어떤 영향을 미치는지는 캘리포니아대학교 연구에서 상당 부분 밝혀졌습니다.

사고가 경직된 사람은 '내 능력은 선천적으로 정해져 있다'라고 믿는 사람이 많습니다. 반면 사고가 유연하고 성장 의욕이 높은 사람은 '뇌는 사용하면 할수록 좋아진다. 능력은 점점 성장한다'라고 믿는 사람이 많습니다.

이 사고의 차이로 인생이 크게 달라집니다.

성장 의욕이 높은 사람은 학습 능력이 잘 오르지만, 능력은 타고나는 법이라고 생각하는 사람은 학습 능력이 잘 오르지 않는 경향이 있습니다.

이는 환경에도 영향을 줍니다. 성장 의욕이 높은 부모 밑에서 자란 아이는 성장 의욕이 잘 오르며, 업무 면에서도 성장 의욕이 높은 사람이 있는 조직은 전체 성장 의욕도 잘 오르죠. 물론 그 반대도 마찬가지입니다.

과거 자신의 생각에 사로잡혀 있으면 '외고집'은 갈수록 경직됩니다. 그러한 자신을 변화시키기 위해서는, 다시 강조하지만 '새로운 체험 늘리기'와 '도파민 분비량 늘리기', 이 두 가지가 중요합니다.

새로운 체험을 많이 하는 사람일수록 생각이나 관점이 다양해져 유연성이 좋아지며, 도파민이 증가하면 의욕이 높아지고 상대를 이해하려는 감정도 커집니다.

뇌가 빨리 늙는 사람이
자주 사용하는 말은?

"아, 피곤해."

"이제 지긋지긋해!"

"그런 거 난 못 해."

평소 무심코 이런 말을 하지는 않나요?

사실 이런 말은 뇌에 영향을 미칩니다. '뇌 점화효과'라는 것이죠.

뉴욕대학교에서 이런 실험이 있었습니다. 학생을 두 그룹으로 나눠 단어를 나열해 문장을 만들게 했습니다. 첫 번째 그룹에는 '잿빛', '고독', '잘 잊어버리는', '퇴직' 등 노인을 연상시키는 단어를 쓰게 했고, 두 번째 그룹에는 '갈

증 나는', '깨끗한', '개인적인' 같은 중립적 단어로 문장을 만들게 했습니다. 그리고 그룹별로 이동하게 했더니, 놀랍게도 노인을 연상시키는 단어를 사용한 그룹은 걷는 속도가 느려졌습니다. 저 역시 이 결과에는 무척 놀랐습니다.

이 실험으로 알게 된 사실은 사용한 단어가 그 뒤의 행동에 영향을 미친다는 겁니다. 어떤 단어를 쓰는지에 따라 무의식중에 행동이 달라지죠. 어떤 단어를 쓰는지는 매우 중요합니다.

다음 페이지의 표는 뇌에 악영향을 주는 '쓰지 않아야 할 말'입니다.

이 말들은 사용한 순간 뇌에 악영향을 미칩니다.
이를테면 "피곤해"라고 말하는 순간, 피곤한 이미지가 뇌에 나타납니다. 그러면 피곤한 것처럼 뇌의 기능이 떨어져 정말 피곤해지죠. 실제로는 그다지 피곤하지 않은데 뇌가 멋대로 피곤한 상태를 만들어내는 겁니다.

"모르겠어", "어려워" 같은 말도 뇌에 위험합니다. 사고

뇌에 악영향을 주는 '쓰지 않아야 할 말'

피곤해	저 사람 탓이야
싫어	그때가 좋았지
운이 없어	~해야 해
못 해	체력이 없어
어려워	기운이 없어
모르겠어	난 늘~
안 돼	다들 ~라고 하니까
이 나이에	나이를 먹으니~
시간이 없어서	귀찮아

를 경직시키기 때문에 쓰지 않는 편이 좋습니다.

하지만 나도 모르게 이런 말이 튀어나올 때가 있지요. 쓰지 않으려고 억지로 참다 보면 오히려 괴로워지는 사람도 있습니다. 저도 실험을 해봤습니다만, 예컨대 피곤한데 "피곤해"라는 말을 못 하면 뭔가 답답함을 느끼는 사람이 많았습니다. 그래서 고안한 방법이 '하지만' 법칙입니다. 부정적인 말을 한 뒤에 반드시 '하지만'을 덧붙이는 법칙이죠.

이를테면 "피곤해"라고 말할 때는 "피곤해. 하지만~"이라고 하는 식입니다. '하지만' 뒤에는 어떤 말을 덧붙여도 상관없습니다. 실제로 사람들에게 실험해보니 이런 말을 덧붙였습니다.

"피곤해. 하지만 열심히 했어."

"피곤해. 하지만 기분 좋은 피곤함이야."

"피곤해. 하지만 자고 나면 회복될 거야."

"피곤해. 하지만 그만큼 좋은 결과가 나왔어."

이렇게 답해보면 어떤가요? 사실 이는 일본어의 특징과 뇌과학을 혼합한 방법입니다.

뇌는 문장 제일 뒤에 오는 정보를 인상에 더 잘 남기는 성질이 있습니다. 따라서 "피곤해"가 마지막 말이면 "피곤해"라는 정보를 남기고, "하지만" 뒤에 "열심히 했어"라고 하면 "열심히 했어"라는 정보를 남기죠.

긍정적인 말 뒤에 "하지만"이라고 하면 부정적인 말이 뒤따르지만, 부정적인 말 뒤에 "하지만"이라고 하면 긍정적인 말이 나옵니다.

실제로 제 실험에서도 '하지만' 법칙을 적용해보면 "마음이 편안해졌다", "피곤함을 잘 느끼지 않게 됐다"라는 사람이 다수였습니다. 실제로 이 세 글자로 인생이 달라진 사람도 있어서 저 자신도 그 효과에 깜짝 놀랄 정도입니다.

연수에서 만난 어느 50대 여성은 혼잣말은 물론 다른 사람에게도 부정적인 말을 자주 사용했습니다. 자기도 모르게 부정적인 말을 하는 버릇이 있어 그런 자신에게 진저리가 난다고 하더군요. 그래서 그 사람에게 말했습니다. "오늘부터 '하지만'이라는 말을 천 번 사용해보세요."

그리고 한 달 뒤 연수에서 만났을 땐 완전히 다른 사람처럼 변해 있었습니다.

"'하지만'을 사용해보라는 말에 반신반의하며 써봤어요. 하지만, 하지만… 처음에는 왠지 바보 같더라고요. 근데 말하다 보니 '하지만 씩씩하게 사네', '하지만 오늘은 날씨가 좋네', '하지만 점심이 맛있었어', '하지만 오늘 예쁜 꽃을 봤어'… 난 의외로 소소한 행복을 많이 경험하고 있구나, 좋은 환경에서 살고 있구나, 좋은 일도 생기는구나 하고 느꼈어요. 예전에는 아침에 일어날 때도 왜 정해진 시간에 못 일어났을까, 나 자신을 나무랐죠. 근데 지금은 '하지만 푹 잤어', '하지만 재밌는 꿈을 꿨어', '하지만 아침에 먹으려고 맛있는 빵을 사 왔어' 같은 말이 나오더라고요.

그랬더니 이제껏 하지 못한 일에만 신경 쓰느라 그동안 해낸 많은 일, 고마운 일, 아름다운 것에는 눈길을 주지 않았다는 걸 갑자기 깨달았어요. 세상을 보는 관점이 조금씩 바뀌기 시작한 거예요. 그렇게 하루하루 지냈더니 주변에서 왠지 자주 말을 건네고 밝아졌다고 하더라고요. 이렇게 단기간에 주변에서 들리는 말들이 달라지다니, 제가 가장 놀랐어요."

저 또한 그 이야기를 듣고 말의 힘은 정말 굉장하구나 하고 새삼 감동했습니다.

일이 잘 풀리는 사람은 뇌에 좋은 말을 하는 사람입니다.

"고마워요"라는 말이 가진 엄청난 힘

말 습관이 좋지 않은 사람은 노인 뇌 위험이 커집니다.

사람은 크게 낙관적 성격과 비관적 성격으로 나눌 수 있는데, 낙관적인 사람은 긍정적 말투를 사용하고 비관적인 사람은 자신은 물론 남에게도 부정적 말투를 사용하는 경향이 있습니다. 부정적인 말을 하면 뇌는 스트레스를 받기 때문에 노인성 우울증을 유발하기도 하고 치매 위험도 커집니다.

반면 긍정적 말투를 쓰는 낙관적인 사람은 인지장애 위험이 낮아진다는 사실이 2017년 연구에서 밝혀졌습니다.

말의 힘을 실감한 사례를 여기서 좀 더 소개하겠습니다. 한 스포츠 선수의 이야기입니다.

예전에 J리그 소속 축구선수가 저와 대화를 나누다 고민을 털어놓은 적이 있습니다. 그의 포지션은 공격수, 이른바 득점이 중요한 포지션인데, 경기 전반에는 괜찮다가 후반이 되면 골 결정률이 급격히 떨어진다는 고민이었죠.

이야기를 들어보니, 후반전이 되면 뇌가 '지친 이미지'를 형성하는 듯했습니다. 뇌가 '이제 체력이 바닥일 텐데', '이 이상 달릴 수 없을 텐데' 같은 상상을 해서 결국 그대로 된 것이죠.

그래서 '나에게는 체력이 더 남아 있어', '최고의 실력을 발휘할 수 있어'라고 마음속으로 읊조리며 이미지 변환을 해보라고 조언했습니다. 그랬더니 놀라우리만큼 후반 골 결정률이 올라갔습니다. 저도 깜짝 놀랐죠.

마찬가지로 마라톤선수 중에도 막판에 기록이 떨어진다는 선수가 있었습니다. 그래서 그에게 어떤 말을 하라고 하자 후반 기록이 단축되었습니다.

그 말은 "고마워요"입니다.

의외라고 생각할 수 있으나 이 말로 크게 기록이 좋아졌습니다. "고마워요"는 타인에게 하는 말입니다. 그 선수가 달릴 수 있는 건 이제까지 수많은 사람의 도움이 있었기 때문입니다. 도움을 준 그 사람들에게 "고마워요"라고 마음속으로 읊조리는 것만으로도 힘이 마구 솟아났다고 합니다.

그 전까지는 후반이 되면 "버틸 수 있을까?", "괜찮을까?" 같은 불안한 말만 맴돌았다고 합니다. 그 말을 "고마워요"로 바꿨을 뿐인데 시간이 단축된 겁니다. 단 한마디 말로 그만큼 퍼포먼스가 달라진 것이죠. 스포츠 세계에서는 점수나 기록이 나오므로 그 효과가 명확합니다.

말은 타인과 소통할 때뿐 아니라 자신과 소통할 때도 매일 사용합니다. 사실 머릿속에서 자신과 대화하는 시간은 타인과 대화하는 시간의 몇 배나 됩니다.

따라서 뇌 속에서 자신과 나누는 대화가 달라지면 그것만으로도 많은 부분이 달라질 수 있습니다.

대화에 '의성어'를 넣으면 몸과 뇌의 움직임이 좋아진다

뇌에 좋은 말 중에서 꼭 권장하고 싶은 것이 '의성어'입니다. 의성어란 동물이나 사물의 소리를 언어로 표현한 것으로, 이를테면 '야옹야옹', '멍멍', '달그락달그락', '주룩주룩' 같은 표현을 말합니다.

실은 이 의성어가 뇌 활성화와 관련이 있습니다.

별 뜻 없이 사용하는 의성어지만, 뇌에는 상당한 영향을 미치는 것으로 알려져 있습니다.

이를테면 운동할 때 의성어를 넣어서 하면 몸의 움직임이 달라집니다. 실제로 꼭 한번 경험해보기를 강력히 추천합니다.

방법은 다음과 같습니다.

(1) 똑바로 서서 양손을 좌우로 수평이 되도록 벌려주세요.

(2) 그 상태에서 허리를 좌우 어느 한쪽으로 최대한 돌려주세요.

(3) 본인의 한계까지 돌린 뒤 그 위치를 기억해두세요.

(4) 원래 위치로 돌아옵니다.

(5) 이번에는 어떤 말을 하며 같은 자세, 같은 방향으로 허리를 돌려주세요. 어떤 말이란 "휘익"입니다. "휘익"이라고 말하며 허리를 한계까지 돌려주세요.

어떤가요? 처음 허리를 돌릴 때보다 "휘익"이라는 의성어를 말하며 돌릴 때 허리가 더 많이 돌아가지 않나요? 이것이 의성어의 힘입니다.

의성어를 사용하면 일반적인 동사나 부사 같은 단어에 비해 운동기능을 관장하는 운동영역과 운동앞구역 그리고 소뇌를 포함한 폭넓은 뇌 영역이 활성화됩니다.

운동선수 중에도 의성어를 활용하는 사람이 많습니다. 이를테면 포환던지기선수는 포환을 던질 때 엄청난포

효를 하죠. 테니스선수나 탁구선수 중에도 소리를 내는 선수가 있습니다.

의성어를 외치면 뇌에서 지령을 내리고 제어기를 풀어 근육의 한계까지 힘을 낼 수 있습니다. 그 스위치가 '목소리'입니다.

참고로 이런 효과를 '샤우팅 효과'라고 합니다.

이는 스포츠에 국한된 이야기가 아닙니다. 다양한 상황에서 의성어를 쓰면 뇌를 활성화할 수 있습니다.

뜀틀을 못 넘는 아이에게 의성어 사용법을 알려주었더니 금세 뛰어넘은 사례도 있습니다.

뜀틀을 못 넘는 아이에게 뜀틀을 넘을 때 '타다다닷, 탕, 팟, 탕'이라는 말을 속으로 외치며 뛰어보라고 했더니 금세 뛰어넘었죠.

소뇌가 활성화되면서 신체 능력이 좋아진 겁니다.

그런데 이 의성어를 쓸 때 긍정적 의성어가 아닌 부정적 의성어를 말하는 사람이 있습니다. 이를테면 고령자가 '부들부들', '삐걱삐걱' 같은 말을 쓰는 경우입니다.

다리가 약한 사람이 "다리가 부들부들 떨린다"라고 하면, 그 순간 부들부들하는 느낌이 뇌 속에서 확대돼 결과적으로 증상을 더 심하게 느낍니다.

부정적 의성어는 이처럼 몸에도 부정적으로 작용할 가능성이 있습니다. 이럴 때는 어떻게 해야 할까요? 하나는 '긍정적 의성어로 변환'하는 방법입니다. 그러나 "다리가 부들부들 떨린다"처럼 긍정적 의성어로 변환하기 어려운 예도 있습니다. 그럴 때는 작은말로 바꿔보세요.

'부들부들'은 '바들바들', '꺼끌꺼끌'은 '까끌까끌', '번쩍번쩍'은 '반짝반짝'. 살짝 작은말로 바꾸면 어감이 꽤 달라집니다. 그것만으로도 뇌에서 자극받는 부위가 달라지므로 통증이 줄기도 하고 기분까지 달라지죠.

걷기 힘든 사람은 의성어를 말하며 걸으면 고통이 줄어들기도 합니다. '삭삭삭', '척척척', '총총총'… 사뿐히 걷는 이미지의 말이라면 뭐든지 좋습니다. 마음속으로 이런 의성어를 말하며 걷기만 해도 달라지므로 꼭 한번 시도해보세요.

'난 괜찮겠지'라고 생각하는 사람이 보이스 피싱에 넘어가는 이유

지인 사칭 사기, 요금 청구 사기, 예금 사기, 환급금 사기…. 고령자가 잘 걸려든다는 사기들입니다.

여기저기서 이런 사기들의 위험성을 알리고 있지만 여전히 이런 수법에 넘어가는 고령자가 많습니다. 난 괜찮다, 그런 수법에 속을 리 없다고 확신하던 사람이 덜컥 걸려드는 이유는 뭘까요?

(참고로 지인 사칭 사기에 걸려드는 사람은 대부분 50대 이상으로, 여성이 70퍼센트라고 합니다.)

이는 고령자 특유의 뇌기능과 관련이 있습니다.

바로 옥시토신의 증가입니다. 앞서 설명했듯이, 타인과 유대감을 느낄 때 나오는 뇌호르몬 '옥시토신'은 고령이 되면 늘어나는 추세를 보입니다. 옥시토신이 증가하면 타인을 쉽게 믿기에 보이스 피싱에 잘 속는 것으로 알려졌습니다. 실제로 한 실험에서, 피험자가 옥시토신 성분을 코로 흡입하면 뇌의 편도체 활동이 억제돼 상대를 계속 믿는다는 사실이 보고된 바 있습니다(보통 배신당할 가능성이 높을 때 편도체가 활성화돼 불안감을 느낍니다). 나이 들면 잘 속는 이유는 이 옥시토신이 한 원인이죠.

그리고 또 다른 원인이 있는데, 바로 '긍정 편향positivity bias'입니다.

긍정 편향이란 매사를 긍정적 측면만 보는 사고방식을 말합니다.

20~50대는 통증과 쾌감이 있을 때 통증을 중시하는 경향이 있는데, 이를 '부정 편향negativity bias'이라고 합니다. 이를테면 젊은 사람은 '10만 원 이득'보다 '10만 원 손해'일 때 감정이 더욱 크게 동요합니다. 요컨대 손해를 보고 싶지 않은 것이죠. 이것이 부정 편향입니다. 반면 고령자는 '10만 원 손해'보다 '10만 원 이득' 쪽에 감정이 더욱 크게 움직입니다. 이것이 긍정 편향입니다.

고령자는 손실을 회피하는 의식이 옅어져 이득 쪽으로 관심이 쏠립니다. 그러다가 결국 사기꾼에게 속는 사람이 나오는 것이죠.

하지만 냉정해질 수만 있다면 사기꾼에게 속을 일은 없지 않을까요? 맞습니다. 고령에 긍정 편향이 있더라도 냉정함을 잃지 않는다면 속지 않을 수 있습니다. 사기꾼도 그 점을 잘 알기에 냉정한 판단을 불가능하게 만드는 수법을 씁니다.

바로 '감정에 호소하기'와 '시간적 절박함'입니다.

냉정하고 논리적인 판단을 어렵게 만들기 위해 지인 사칭 사기에서는 사적인 감정에 호소하고, 요금 청구 사기에서는 누구에게나 있을 법한, 살짝 꺼림칙한 감정을 건드리죠. 또 기한이 임박한 것처럼 설정해 시간적으로도 절박한 상태를 만듭니다.

'빨리 판단해야 해.' 이런 압박에 짓눌려 감정으로 판단할 때 인간은 잘못된 판단을 내리기 십상입니다. 그리고 긍정 편향이 강한 사람일수록 잘못된 판단을 내릴 가능성이 더 크죠.

또 '빨리 입금해서 마음이 편해졌으면' 하는 감정도 생긴다고 합니다.

그렇다면 왜 나이 들면 부정적 반응이 약해지는 걸까
요? 한 가지 이유는 앞에서도 언급한 뇌의 편도체에 있습
니다. 부정적인 일은 편도체에서 반응이 일어나는데, 고령
이 되면 그 반응이 잘 일어나지 않습니다. 결국 부정적 감
정이 나오기 힘들죠.

또 다른 원인은 고령일수록 감정적으로 안정을 찾으려
는 의식이 생기는 탓입니다.

사실 이 의식은 '고집불통 노인', '염치없는 노인'을 만
들어내는 결과로 이어집니다.

사기에 걸려들지 않는 방법

긍정 편향이 작동할 때는 두 가지 패턴이 있습니다.
'자기 인정 욕구가 충족된 사람'의 패턴과 '자기 인정 욕
구가 충족되지 않은 사람'의 패턴입니다.

자기 인정 욕구가 충족된 사람은 매사를 긍정적으로
받아들이는 경향이 있습니다. 그래서 좋은 점도 많지만 사
기에 쉽게 걸려드는 유형이기도 하므로 주의해야 합니다.

반면 자기 인정 욕구가 충족되지 않은 사람은 무슨 일이 생기면 바로 자신에게 초점을 맞춰 '내가 옳다'라고 생각하는 경향이 있습니다. 이를테면 비상사태가 발생해 주위가 온통 난리인데도 자신은 괜찮을 거라고 생각하는 낙관 편향optimism bias에 빠지죠.

또 쉽게 짜증을 내는 사람도 이 유형입니다. 자신에 대해 긍정 편향이 강하기 때문에 다른 사람이 자신과 생각이 다르거나 이해할 수 없는 행동을 하면 금세 짜증을 내죠. 화를 잘 내는 노인도 동일한 구조입니다.

고집불통, 염치없는 사람은 '내가 옳다'라는 긍정 편향에 빠진 상태입니다.

이 유형 또한 사기에 잘 넘어간다는 점은 마찬가지입니다. 실제로 은행 직원이 거액의 현금을 찾으려는 고령자에게 이유를 물었지만 "내 돈 내 맘대로 하겠다는데 당신이 무슨 상관이야!"라는 반응에 피해를 막지 못한 사례도 있다고 합니다.

그렇다면 긍정 편향에 빠진 사람이 사기에 넘어가지 않으려면 어떻게 해야 할까요?

종이에 '보이스 피싱 주의'라고 써서 잘 보이는 곳에 붙여두라는 조언도 있지만, 뇌의 관점에서 보면 벽에 붙인 종이 쪼가리에는 눈길이 가지 않습니다. 눈앞에 있어도 눈에 들어오지 않죠.

추천하고 싶은 방법은 '행동하는 모습 상상하기'입니다.

'고령자가 지금까지 해본 적 없는 일을 실행하기 위해서는 무엇이 중요한가?'라는 연구가 있습니다. 그 답은 '그 행동을 하는 모습 상상하기'입니다.

구체적으로 이렇습니다. 머릿속에서 보이스 피싱에 맞닥뜨린 상황을 한번 상상해보는 겁니다. 그리고 이 지점이 중요한데, 상상할 때 이를테면 '송금하기 전에 은행에 한번 확인한다' 같은 행동까지 상상하면, 그것만으로도 보이스 피싱에 잘 걸려들지 않습니다.

저는 이를 '예행연습 효과'라고 부릅니다. 한 번이라도 예행연습을 하면 뇌는 그 행동을 실행하려는 경향이 있습니다.

상상하는 건 어려운 일이 아니지만 효과는 절대적입니다. 상상에는 엄청난 힘이 있습니다. 돈도 들지 않을뿐더러 당장 할 수 있는 일이니 '행동하는 모습 상상하기'를 적극적으로 활용해보세요.

노인의 '긍정 편향'은 사고의 원인

'고령자의 운전면허 반납'은 최근 많은 화제를 모으고 있는 주제입니다. 도시라면 몰라도 교통수단이 적은 지역에서 자동차는 생활필수품에 가까우므로, 특정 나이에 도달했다고 해서 면허 반납 여부를 판단하기란 쉽지 않습니다. 또 고령자가 운전을 할 수 있으면 밖에 나갈 기회가 생기는 등 반납하지 않았을 때의 이점 또한 크다는 의견도 있습니다.

실제로 노인 운전자의 사고가 유난히 많은 것도 아닙니다.

그러나 한편으로는 사고를 내지는 않았지만 하마터면 사고가 날 뻔한 적은 있다는 노인 운전자도 많습니다.

이 문제는 어떻게 해결해야 할지 참 어렵지만, 딱 한

가지는 명심했으면 합니다. 바로 지금까지 이야기한 긍정 편향입니다.

'내 운전 실력은 아직 괜찮아', '내가 사고를 낼 리 없어' 이런 생각의 이면에는 긍정 편향이 작용하고 있을 가능성이 있습니다. 편향의 존재를 인식한 다음, 자신의 운전을 냉정히 되돌아보면서 사고를 낼 뻔한 적은 없었는지 편향을 벗어난 상태에서 판단해봅시다.

'긍정 편향'은 불안을 없애고 싶은 마음에서 생기기도 합니다.

'긍정'이라고 하면 뭔가 기운 넘치고 뇌에 좋은 영향만 줄 듯싶지만, 실은 '긍정적으로 생각해야 마음이 편하니까'라고 뇌가 판단하는 부분도 있습니다.

위험에 대비해 부정적으로 생각하는 건 상당한 노력이 필요하므로, 뇌에는 편하고 안도감도 주는 긍정적 방향의 선택을 하려는 성질이 있습니다.

그래서 긍정 편향이 '새로운 것에 대한 도전'을 가로막는 원인이 되기도 하죠. 결국 긍정 편향과 부정 편향이 존재하고 어느 한쪽으로 치우치는 건 바람직하지 않다는 뜻입니다.

편향의 존재를 인식하기만 해도 자신의 생각과 행동을 바람직한 방향으로 돌려놓을 수 있으므로, 먼저 그 점을 깨닫는 것이 가장 좋은 편향 대처법입니다.

'좋은 스트레스'와 '나쁜 스트레스'를 구분 지어 생각하기

스트레스는 몸은 물론 뇌에도 좋지 않습니다. 그걸 누가 모르냐고 생각할 수 있으나 스트레스의 부정적 효과는 여러분의 상상을 뛰어넘을지도 모릅니다.

이를테면 스트레스가 많으면 뇌에 염증이 잘 생깁니다. 뇌에 손상을 주기도 하죠. 흔히 스트레스가 쌓이면 위가 아프다고 하는데 위뿐 아니라 뇌도 타격을 입습니다(물론 몸의 다른 부위에도 악영향을 미칩니다).

스트레스 없는 상태를 만드는 건 말하자면 최강의 건강법입니다. 역대 세계 최고령자(122세 사망) 잔 칼망은 100세가 넘도록 담배를 피웠지만 하고 싶은 대로 하고 살았던 만큼 스트레스가 없었던 듯합니다.

스트레스가 없으면 수면의 질도 확연히 달라집니다. 수면의 질은 치매와도 직결되므로 스트레스는 역시 건강의 큰 적입니다.

하지만 스트레스가 전부 나쁜 건 아닙니다. 스트레스에는 '나쁜 스트레스'와 '좋은 스트레스'가 있습니다.

'나쁜 스트레스'는 불안이나 집착 같은 부정적 감정에 지배당해 발생하는 스트레스입니다.

'좋은 스트레스'는 새로운 것에 도전하거나 운동으로 몸에 적당한 부하를 줘서 발생하는 스트레스죠.

이 둘을 통틀어 스트레스라고 하니 혼란스럽지만, 구분해서 생각하는 것이 중요합니다.

'좋은 스트레스'는 의식적으로 일상의 일부로 만드는 편이 좋습니다.

뇌는 가벼운 스트레스를 받아야 재생 능력이 올라갑니다. 운동도 좋고 새로운 일에 도전하는 것도 좋습니다. 이런 활동이 인지기능을 자극해 뇌를 재생시키죠.

온종일 멍하니 TV를 보면 스트레스는 없을지 몰라도 뇌는 쇠퇴합니다. 복구기능도 작동하지 않으므로 스트레스가 '0'인 상태는 바람직하다고 할 수 없습니다.

그리고 술을 마시는 사람에게 좋은 소식입니다. 술 또한 가볍게 마시면 '좋은 스트레스'를 줍니다. 따라서 뇌의 관점에서 보면 억지로 금주할 필요는 없습니다. 물론 과음은 '나쁜 스트레스'가 되므로 적당량을 마십시다.

그런데 어느 정도가 적당한 걸까요? '좋은 스트레스'라는 기준도 불분명한 듯합니다. 그럴 때는 다음과 같이 '좋은 스트레스'인지 판단합시다. 스트레스 자가 판단법입니다.

- 스트레스 0과 스트레스 10(최대치)을 10단계로 설정한다.

- 지금 느끼는 스트레스가 10단계 중 어디에 속하는지 정한다. 수치는 자신의 느낌으로 하면 된다. 엄청난 스트레스라면 '8', 이 정도면 '3' 하는 식이다.

'좋은 스트레스'는 이 판단으로 '1~2'에 있는 상태입니다. '3이 넘는 스트레스'는 '나쁜 스트레스'로 분류합니다.

그럼 '나쁜 스트레스'를 줄이려면 어떻게 해야 할까요?

나쁜 스트레스는 불안, 집착, 분노, 외로움, 두려움, 슬픔 등이 원인인 것과 질병이나 컨디션 난조, 과도한 운동, 수면 부족으로 발생하는 것이 있습니다.

질병이나 컨디션 난조 같은 육체적 스트레스는 역시 그 근본 원인을 찾아 치료해야 합니다.

반면 불안이나 집착 같은 정신적 스트레스는 해소 방법이 있으니 소개하겠습니다.

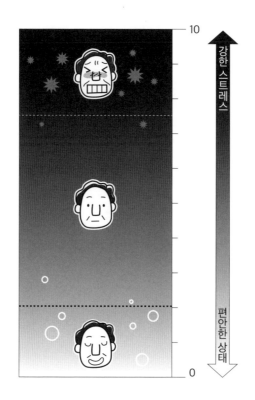

나쁜 스트레스 해소법

▶ 불안 없애기

불안이 사라지고 개운해질 때까지 글로 쓴다

불안은 준비가 되지 않았을 때, 방법을 모를 때 느낍니다. 왜 불안을 느끼는지, 그 불안을 없애기 위해 무엇이 필요한지 생각나는 대로 적어나갑니다. 불안의 원인을 특정하면 불안이 사라질 수 있기 때문입니다.

▶ 집착 없애기

먼 곳으로 이동해본다

여행을 가면 그동안 고민하던 일이 별일 아닌 것처럼 느껴질 때가 있습니다. 집착하는 결과나 사람, 사건과 거리를 두면 그 대상을 객관적으로 바라볼 수 있습니다. 이를 '조망효과overview effect'라고 합니다. 장소를 바꾸면 '객관화'를 관장하는 전두엽전영역이 잘 활성화되기 때문에 문제를 냉정하게 바라볼 수 있습니다. 무언가에 집착할 때는 여행을 가거나 평소와는 다른 장소에서 하루 지내보기를 추천합니다. 어떤 문제를 대승적으로 볼 때 집착하던 것이 아주 사소하게 느껴지기도 합니다.

▶ 외로움 없애기

타인과 소통하는 것이 가장 좋지만, 그럴 수 없을 때는 자연 혹은 좋아하는 것과 어울려봅니다. 소통하는 대상은 인간뿐 아니라 자연, 동물, 사물, 뭐든지 좋습니다.

특히 주목받는 것이 정원 가꾸기입니다.

정원 가꾸기는 세계적으로도 주목받고 있으며 싱가포르에서는 고독과 우울증을 예방하기 위해 고령자에게 정원 가꾸기를 권장하고 있습니다.

브리스틀대학교 연구에 따르면, 흙과 접촉하면 흙 속 세균이 세로토닌 분비를 촉진해 행복도가 올라간다고 합니다. 또한 저강도 운동인 정원 가꾸기는 장시간 큰 부담 없이 움직일 수 있으므로, 회춘 효과가 있는 시르투인 유전자의 활성화도 기대할 수 있습니다.

▶ 분노 없애기

2주간 평소 사용하는 손이 아닌 손을 의식적으로 사용해봅니다(밥 먹을 때, 문 열 때, 무언가를 집을 때, 컵을 들 때 등).

분노 감정은 뇌의 자제심을 관장하는 전두엽전영역의

활동이 약해지면 억제되지 않습니다. 이를테면 많은 사람 앞에서 버럭 화를 내지 않는 이유는 화가 나도 '사람들 앞이니까' 하고 이성(자제심)이 활성화돼 분노 감정을 없애기 때문입니다. 주로 쓰는 손의 반대편 손을 사용하면 평소 사용하지 않는 부분을 의식해서 움직여야 하므로 자제심을 단련할 수 있습니다. 그러면 분노도 잘 조절할 수 있죠.

또한 자제심은 감사하는 마음, 용서하는 마음과 관련이 있습니다. 감사하고 용서하는 마음을 늘 품고 다니는 사람은 돌발적 분노가 적다는 데이터도 있습니다. 평소 감사의 마음을 상대에게 전하거나 감사할 만한 일을 어딘가에 적는 것도 분노를 없애는 방법으로 좋습니다.

노인이 되면 의존 경향이 잘 생기는 이유

연로한 부모님과 함께 살고 있는 사람에게 들은 이야기입니다.

"부모님 모두 딸인 저에게 뭐든지 해달라 하세요. 같이 살기 시작했을 무렵엔 부모님을 위한 일이라고 전부 다 해드렸는데, 점점 스스로 할 수 있는 일도 부탁하시더라고요. 딸에게 기대고 싶으신 마음은 알겠지만, 해도 너무하다 싶어 요즘에는 알아서 하시라고 딱 잘라 거절할 때도 있어요."

이런 이야기가 주변에서 심심찮게 들려옵니다.
인간은 환경에 적응하는 동물입니다. 도와주는 사람이 있으면 자꾸 의존해서 자신이 편해지려고 하죠.

하지만 그렇게 편하게만 지낸다면 뇌의 노화는 현저해집니다. 뇌는 '사용하지 않는 기능은 필요 없는 것'이라고 판단하기 때문입니다.

뇌의 노화를 방지하려면 스스로 할 수 있는 일은 되도록 스스로 합시다.

지하철 안에서 노인에게 자리를 양보하는 건 훌륭한 매너지만, 충분히 서서 갈 수 있는 고령자는 서서 가는 것도 좋습니다.

지하철의 흔들림 속에 서 있으면 다리와 허리, 체간이 단련되므로 운동하는 셈 치고 서 있는 편이 몸에는 좋습니다.

물론 어떤 이유로 서 있는 자세가 힘들 때는 무리하지 말고 자리에 앉아야겠지만, 무조건 '노인이니까 앉는 게 좋다'라는 생각은 고령자에게도 바람직하지 않습니다.

처음부터 누가 자리를 양보해주겠거니 하면 뇌가 점점 그 상태로 고착돼, 얼마 안 가 지하철 안에서 서 있기 힘든 몸이 될 수도 있기 때문입니다.

의존 경향이 있는 사람은 자기 존중감이 충족되지 않

는 패턴도 흔히 보입니다. 나에게 힘이 없으면 주위에서 도와준다, 다들 나에게 관심을 보인다 = 기쁘다는 구조가 형성돼 더 주위에 의존하는 거죠. 개중에는 무턱대고 화를 내는 사람도 있습니다. 또 고령자일수록 옥시토신의 분비가 증가하면서 타인과 더 교류하고 싶어지는 것 또한 의존 경향이 심해지는 원인이 될 수 있습니다.

나이 들면 뭐든지 귀찮아져서 주위에 기댈 만한 사람이 있으면 무의식적으로 의지할 때가 있습니다.

"병뚜껑이 안 열리는데 좀 열어줘."

"스마트폰 사용법을 잘 몰라서 그러는데 이것 좀 대신 해줄래?"

"사러 가기 귀찮으니까 나 대신 마트 좀 다녀와."

별생각 없이 부탁하는 일들이지만 쉽게 의존하는 습관은 좋지 않습니다. 의존하던 일들을 스스로 할 수 없게 될 날을 앞당길 가능성이 있기 때문이죠.

뇌는 이미지에 반응합니다.

이를테면 "레몬을 입에 넣었다고 상상해보라"라고 하면 대부분 상상하는 것만으로도 입에 침이 고입니다.

또 꽃가루알레르기가 있는 사람이 그날은 재채기나

콧물이 나오지 않아 '오늘은 알레르기 증상이 없네'라고 생각하는 순간 "에취" 하고 재채기가 나오기도 하죠. 뇌와 몸이 이미지에 반응하는 겁니다.

스스로 할 수 있는 일은 되도록 스스로 하는 것이 뇌는 물론 몸에도 좋은 영향을 줍니다.

8장

뇌가 늙지 않으려면 어떤 인간관계를 만들어야 할까?

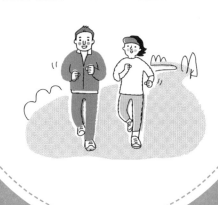

상대의 끄덕임만으로도
뇌는 기뻐한다!

'대화'는 언뜻 별생각 없이 하는 행동으로 보이지만, 뇌의 관점에서 보면 고도의 작업입니다.

상대가 어떤 의도를 가졌는지, 그것에 어떻게 반응할지, 머릿속에서 많은 생각을 해야 하기에 전두엽전영역이 활성화돼 노인 뇌를 예방하죠.

특히 부부나 가족 등 일상에서 자주 대화하는 상대가 아닌 친구나 처음 만난 사람 등 더 폭넓게 다양한 사람과 나누는 대화는 뇌의 관점에서 보면 '뇌 운동'을 하는 셈입니다.

거꾸로 말하면, 온종일 방에 처박혀 누구와도 말하지 않고 지낸다면 뇌는 늙어갑니다.

자기 이야기만 한다면 요주의!

공감 뇌가 쇠퇴해 '타인의 기분을 파악하는 능력'이 떨어지면 대화할 때 자기 이야기만 하고, 상대방 이야기는 거의 듣지 않으며, 상대에게 관심을 보이지 않는 특징이 나타납니다. 이는 노인 뇌입니다. 자기 이야기만 하는 사람은 조심해야 합니다.

만일 본인 이야기만 하고 상대방 기분을 헤아리지 않는다는 걸 깨달았다면 고치는 방법이 있습니다.

'시선'에 주목하는 방법입니다.

자기 이야기를 하는 사람의 시선은 대체로 상대를 보는 게 아니라 상대와 자신 사이를 볼 때가 많습니다. 상대를 똑바로 보지 않고 이야기할 때가 대부분이죠. 그러나 상대를 똑바로 바라보면 상대에게 의식이 향합니다. 그러면 상대를 인지하고 기분을 파악하기 쉽습니다. 상대를 똑바로 바라보는 것이 '기분을 파악'하는 일로 이어지는 겁니다.

사소한 행동이지만 이것만으로도 대화가 달라집니다.

그리고 대화는 상대의 이야기를 듣는 것도 중요합니다. 그저 듣기만 하는 것이 아니라 고개를 끄덕이며 들으면 뇌가 활성화됩니다. 실제로 저도 강연회 참가자에게 실험해본 적이 있습니다. 제 이야기를 듣는 동안 고개를 끄덕이지 않는 시간과 끄덕이는 시간을 두도록 합니다. 그러면 고개를 끄덕이지 않고 들을 때는 제 이야기가 머리에 잘 들어오지 않습니다. 반면 고개를 끄덕이며 들을 때는 제 이야기가 재미있다는 듯 머리에 쏙쏙 들어오죠. 고개를 끄덕이면 뇌 스위치가 켜져 저절로 상대 이야기를 듣는 모드가 되기 때문입니다.

우리는 살면서 '고개를 끄덕이는 건 상대의 이야기를 이해했을 때'라는 경험을 합니다. 그러면 뇌는 그걸 기억해 뒀다가 끄덕이는 동작을 한 순간에 지금 들은 말을 이해하려는 스위치를 켭니다. 끄덕이는 동작으로 뇌가 활성화되므로 대화나 강연을 듣는 일이 곧 뇌 활성화인 셈이죠.

또 고개 끄덕이기는 듣는 사람뿐 아니라 말하는 사람의 뇌까지 활성화합니다.

대화에서 '고개 끄덕이기' 효과를 조사한 실험이 있습니다. 끄덕이는 로봇을 사용한 실험으로, 사람이 로봇에게 말을 걸면 그때마다 로봇이 고개를 끄덕입니다. 로봇은 그저 고개만 끄덕일 뿐 말은 할 수 없습니다. 그때 말하는 사람의 뇌 상태를 조사했습니다.

그러자 놀라운 결과가 나왔습니다. 말하는 사람의 뇌를 스캔해보니 로봇이 고개를 끄덕였을 뿐인데 상당히 활성화된 상태였습니다. 또 이야기를 듣는 사람이 고개를 끄덕이기만 해도 말하는 사람은 상대에 대한 호감도가 40퍼센트나 상승한다는 보고도 있습니다.

인간은 이해받고 싶어 하는 동물입니다. 그래서 상대가 내 이야기를 들어준다는 생각이 들면 뇌가 반응하여 활성화되죠.

인간의 인정 욕구는 세대를 막론하고 누구나 가진 욕구입니다. 정말 인정받았는지 알 수 없어도 '그저 고개를 끄덕여주는 행동'만으로도 인정받았다고 느낄 수 있으며, 하물며 상대가 로봇일지라도 반응하는 것이 뇌입니다.

'당신을 이해하고 있어요'라는 신호인 '고개 끄덕이기'는 중요한 뇌 활성화로 이어집니다.

친구를 사귀지 못하는 사람을 위한 열한 가지 제안

일본 내각부 자료에 따르면, 60세 이상의 약 3분의 1이 친구가 없다고 합니다. 이는 세계적으로도 상당히 낮은 수치입니다.

또 일본인은 동성 친구가 많고 이성 친구는 적은 것이 특징입니다.

지금까지 이 책에서 설명했듯이, 타인과의 소통은 뇌에 매우 바람직한 행위입니다.

'친구는 필요 없어', '다른 사람과 대화하는 건 고통'이라는 사람에게는 오히려 스트레스이니 억지로 시도할 필요는 없지만, '누군가와 대화하고 싶은데 친구를 못 사귄다'는 사람은 이제부터 소개할 친구 만들기를 참고해보세요.

친한 친구의 유무(60세 이상, 4개국 비교)

	일본	미국	독일	스웨덴
동성 친구가 있다	43.3%	29.7%	30.9%	29.1%
이성 친구가 있다	1.5%	3.8%	2.8%	2.7%
동성과 이성 친구 모두 있다	12.6%	50.7%	52.0%	48.0%
둘 다 없다	31.3%	14.2%	13.5%	9.9%
모르겠다	8.8%	1.6%	0.5%	7.6%
무응답	2.5%	0%	0.4%	2.7%

내각부, 〈2020년도 제9회 고령자의 생활과 의식에 관한 국제 비교 조사 결과〉

포인트는 몇 가지가 있습니다.

하나는 공통점을 찾는 것입니다.

친구 형성 연구에 따르면, 사람은 같거나 비슷한 요소가 있을 때 서로 끌리며(동종 선호[homophily]), 친구가 되기 쉽다고 합니다. 말 그대로 '유유상종'이죠. 영어에는 이런 속담도 있습니다. Birds of a feather flock together(같은 깃털의 새는 함께 모인다).

원래는 상대가 이성이든 어린아이든 학생이든 사회인이든 공통점이 있다면 친구가 될 수 있다는 의미입니다.

하지만 대다수 사람은 친구라 하면 다음과 같이 정의합니다.

친구는 '같은 세대의 동성'

이런 생각이 친구를 사귀기 어렵게 하는 하나의 요인입니다.

같은 세대이면서 동성 중에 찾으려 하니 벌써 선택의 폭이 좁아지죠. 특히 일본인은 이런 경향이 강합니다.

또 고령이 될수록 같은 세대 사람들은 하나둘 세상을 뜨기 때문에, 친구 만들기라는 관점에서 보면 같은 세대의 동성 친구밖에 없는 건 더욱 위험합니다.

나이 차가 있는 친구 관계를 '에이지 갭 프렌드십Age Gap Friendship'이라고 합니다(나이 차 있는 커플이 아닌 나이 차 있는 친구).

서구권에서는 증가하는 추세로, 음악 분야에서는 토니 베넷(95세)과 레이디 가가(36세), 엘턴 존(75세)과 브루노 마스(36세) 등이 나이 차를 뛰어넘은 우정으로 유명합니다.

서양에서 이 에이지 갭 프렌드십의 증가에 박차를 가

하는 것이 SNS와 인터넷 이용입니다. SNS에서 메시지를 보내거나 인터넷의 특정 커뮤니티에 참여하면 세대를 초월한 교류를 손쉽게 실현할 수 있죠. 앞으로는 일본에서도 고령자일수록 SNS가 유용해지는 시대가 오지 않을까 생각합니다.

연하의 친구가 있는 고령자의 특징은 자신이 연장자여도 상대를 자신과 대등하게 대하는 사람이 많다는 점입니다. 저 역시 스무 살 연상 친구가 있는데, 그 친구는 처음 만났을 때부터 저를 아랫사람으로 대하지 않고 존댓말을 쓰며 대등하게 대하는 태도가 참 인상적이었습니다. 사람은 상하 관계로 대하는 걸 싫어합니다. 대등하게 대해야 비로소 친구라 할 수 있죠.

자신이 생각하는 친구의 정의를 바꿔서 나이 차 나는 사람 혹은 이성 중에 친구가 될 만한 사람이 없는지 찾아보면 의외로 쉽게 발견할 수도 있습니다. 그럴 때 중요한 것은 상대를 대등하게 대하는 자세입니다.

이성 친구 관계가 잘 형성될 때는 '각자 배우자나 연인이 있을 때'라고 합니다. 배우자가 없는 이성은 친구가 아닌 연인 후보, 결혼 상대로 여기는 풍조가 있어 친구가 되기 힘들다고 합니다.

　아래 표는 60세 이상인 사람들이 '친구와 나누는 대화 내용'을 정리한 것입니다. '건강 관련' 이야기가 가장 많고 다음으로 '일상', '취미', '가족' 순이죠.
　건강 관련 이야기가 1위라는 건 역시 누구에게나 공통된 관심사이기 때문입니다. 질병이나 건강에 관한 정보는 친구를 만들 때 좋은 화젯거리가 된다는 점을 기억

| 친구와 나누는 대화 내용('한다'라고 답한 사람의 비율)

	남성	여성
건강 관련	77.2%	85.2%
일상	65.2%	82.6%
취미	73.9%	67.8%
가족	39.1%	60.4%
사회 정세	64.1%	38.9%
과거 경험	50.0%	36.2%
앞으로의 일	28.3%	43.0%
넋두리	22.8%	45.0%
일에 대해	19.6%	17.4%

해둡시다.

이 밖에 또 어떤 방법으로 친구를 만들 수 있을까요?
친구를 만드는 과학적인 방법 열한 가지를 소개하겠습니다.

1. 마음에 드는 가게 찾기(레스토랑, 술집, 카페, 바 등)

2. 산책할 수 있는 반려동물(반려견 등) 키우기

3. 다양한 커뮤니티에 참가하기

4. 동창회 열기

5. 아르바이트하기

6. 무언가 배우기

7. 봉사 활동하기

8. 친구에게 소개받기

9. SNS, 인터넷에서 온라인 커뮤니티 참여하기

10. 나이대 뛰어넘기

11. 성별 뛰어넘기

한 70대 지인에게 이런 이야기를 들었습니다. 언제 봐
도 늘 행복하게 살아가는 사람으로, 본인도 '행복한 인생'

이라는 말을 입에 달고 살 만큼 행복도가 높죠.

그는 친구 사귀는 걸 중요하게 여깁니다. 호텔 바나 재즈 카페에 혼자 가서 옆에 앉은 사람과 별생각 없이 대화를 나누다 친구가 될 때가 많다고 하더군요. 처음 만난 사람과 친구가 될 수 있어서 기쁘고, 메신저나 SNS 아이디를 교환하면 그 뒤에도 부담 없이 교류할 수 있다는 점이 무척 즐겁다고 합니다.

여기저기 마음의 친구가 있으면 어쩌다 한 사람을 잃더라도 사람들과의 접점을 유지할 수 있습니다(마치 지금 같다고나 할까요).

같은 레스토랑에 드나드는 사람은 가치관이 같을 가능성이 있습니다. 가게 디자인이나 요리, 서비스의 특징, 주인의 철학 같은 취향이 맞아 친해지기 쉽죠.

다른 방법도 마찬가지지만, 사람은 공통점이 많을수록 친해지기 쉽습니다. 공통점은 하나보다는 둘, 셋, 넷, 많을수록 친근감도 커지죠. 따라서 나와 상대의 공통점을 찾는 일 또한 중요합니다. 그러니 자기 이야기만 하지 말고 상대 이야기를 들어보세요. "날씨 좋네요" 같은 이야기뿐만 아니라 이를테면 "예전에는 어떤 일을 하셨어요?",

"왜 그 일을 하게 됐나요?" 하고 그 사람에게 관심을 품고 이야기를 듣다 보면 자연스레 공통점을 발견하기도 합니다. 또 표면적인 잡담보다는 깊은 이야기를 하는 편이 행복도가 높아진다고 합니다.

금전 감각의 일치도 중요

그중에서도 '돈에 대한 가치관'은 친구 관계에서 중요한 요소입니다.

캔자스대학교 연구에서도 금전 감각의 불일치가 이혼의 가장 큰 원인으로 밝혀졌는데, 그만큼 돈에 대한 가치관은 장기적으로 친밀한 인간관계를 구축하는 데 중요한 요소입니다. 금전 감각이 다르면 뇌에 큰 스트레스를 줄 수 있습니다.

또한 파트너십(친구 포함) 연구에서 밝혀진 것이 있습니다. 서로 보완하는 관계일수록 오래간다는 사실입니다. 같은 요소도 중요하지만 서로 다른 요소도 있어야 오래간다는 것이죠.

친구든 결혼 상대든 오래가는 마음의 파트너는 다음과 같습니다.

같은 요소(안정감 충족) + 다른 요소(자극 부여)

이 두 가지 요소가 있어야 최고의 배우자(친구)가 될 수 있습니다.

내향적인 사람의
인간관계 만들기

지금까지 친구의 중요성을 설명했는데, 한편 친구를 사귀는 것 자체가 스트레스인 사람도 있습니다.

억지로 사람들과 어울리는 건 부정적 작용밖에 없습니다.

본디 사람에게는 내면적 재능과 외면적 재능이 있습니다.
외면적 재능은 자기 외측에 관심을 두는 사람이 가진 재능입니다. 사람들과 어울리고 소통하기를 좋아하는 사람이 가진 재능이죠.
내면적 재능은 자기 내측에 관심을 두는 사람이 가진 재능입니다. 과학자, 예술가, 전문가 등에게 많고, 무언가 깊이 파고들기를 잘하는 능력이죠.

외면적 재능이 뛰어난 사람이 노인 뇌가 되기 어려운 요소를 지니고 있습니다. 타인과 교류하고 능동적으로 활동하는 점이 바로 그렇죠.

내면적 재능을 가진 사람이 억지로 '타인과 교류'하려 들면 뇌에 스트레스를 줘서 역효과가 날 수 있습니다.

그렇다면 내면적 재능이 뛰어난, 이른바 내향적인 사람은 어떻게 해야 할까요? 방법은 다양하니 내향적인 사람도 안심하세요! 뇌과학에서는 여러 재미있는 연구 성과가 나와 있습니다.

구체적으로는 아래와 같이 하면 '유대감'을 느낄 수 있습니다.

- **반려동물 키우기**
- **좋아하는 캐릭터, 유명인의 굿즈 사기**
- **자연과 만나는 체험 하기**
- **내 자동차에 이름 짓기**
- **애용품에도 이름 짓기**

어떤가요? 당장 실천할 수 있는 일도 있을 겁니다.

'겨우 이런 걸로 사람과 교류하는 감정을 느낄 리 없

어'라고 생각하는 사람도 있겠지만, 상상해보세요. 예컨대 피규어를 모으는 사람은 피규어에게 말을 건넬 때 무척 행복해 보입니다. 반려견에게 말을 건네는 사람도 마찬가지로 행복해 보이죠.

그렇습니다. 지금까지 여러 번 설명했지만, 뇌는 사람이 아니어도 유대감을 인식합니다. 바로 '뇌의 착각' 때문입니다.

뇌는 행동에 의해 착각을 일으킵니다. 동물이나 사물에 대해서도 사람을 대할 때처럼 행동하면 뇌는 사람으로 이해하죠.

그리고 뇌는 '사물을 의인화'하는 편향이 있습니다. 이를테면 스마트폰에서 사용하는 이모티콘은 기호를 나열했을 뿐인데 사람 얼굴처럼 보이죠. 즉 얼굴을 보는 느낌이 듭니다. 따라서 유대감을 형성하고 싶을 때는 사물을 의인화하는 것도 하나의 방법입니다.

사물에 이름을 짓는 것 또한 의인화 방법으로 좋습니다. 컴퓨터나 스마트폰에 얼굴 스티커를 붙여 자신만의 이름을 붙여보는 등 사물에 인격을 부여하는 겁니다.

행동에 의해 뇌가 착각을 일으킨다고 설명했는데, 이 착각을 활용해 생활을 편리하게 하는 방법은 이외에도 많습니다.

이를테면 여행을 가고 싶은데 갈 수 없을 때, TV에서 여행 방송을 보며 그 지역 요리를 먹으면 뇌는 여행 간 기분을 느낍니다.

저 역시 젊은 시절에는 TV 방송 〈요리의 철인〉을 보며 편의점에서 사 온 도시락을 먹곤 했습니다.

'TV 요리와 편의점 도시락이라니… 현타 와서 뇌에는 안 좋을 것 같은데?'라는 의문이 들 수도 있지만, 뇌는 그 차이보다는 동화同化를 선택합니다.

반면 온라인 회식 같은 건 뇌의 착각을 일으키기 어렵습니다. 온라인 맞은편에 실제 사람이 있으니 주체는 상대방이 되어버리죠. 그러면 자신과 동화하기 힘듭니다. 오히려 온천 호텔 영상을 보며 술 한잔하는 편이 뇌가 착각하기 쉽습니다.

뇌의 착각을 잘 이용해 뇌가 기뻐할 아이디어를 일상에 접목한다면 노인 뇌를 예방할 뿐 아니라 행복도도 상승합니다.

누군가가 싫어지는 계기의 90퍼센트는 냄새

남성은 여성보다 후각 감퇴가 빨라서 본인 냄새를 잘 모르는 경우가 있습니다. 실제로 심한 노인 냄새가 나도 본인은 알아채지 못할 수 있으니 조심해야 합니다.

참고로 젊은 여성 특유의 좋은 냄새(복숭아나 꽃향기 같은 달콤한 향)는 '락톤 C10', '락톤 C11'이라는 성분으로, 10대 후반이 정점이고 35세에 사라집니다. 남성의 노인 냄새(헌책 같은 냄새)는 '노네날nonenal'이라는 물질로, 40세 무렵부터 증가한다고 알려졌습니다.

한 충격적인 조사가 있습니다. 도호쿠대학교 사카이 노부유키坂井信之 교수가 800명을 조사한 결과, "누군가를 좋아하게 된 계기는 외모", "누군가를 싫어하게 된 계기의

90퍼센트는 냄새"였습니다. 사람을 접할 때는 먼저 자신의 냄새에 신경 써야 합니다. 특히 고령 남성은 노인 냄새를 의식해 좋은 향을 뿌리면 친구 사귀기가 수월해질 수 있습니다. 또 입 냄새도 주의해야 할 부분입니다.

좋은 향이 나면 뇌에도 좋고 인간관계 형성도 수월해지므로 일석이조죠. 더욱이 좋은 향은 그 사람의 인상을 좋아지게 하는 효과도 있으니 일석삼조입니다.

참고로 남성보다는 적지만 여성도 40세 무렵부터 노인 냄새가 나기 시작합니다. 최근 연구에서 노인 냄새 물질인 노네날은 피부에 손상을 준다는 사실도 밝혀져 겉모습의 노화로도 이어집니다.

한편 50~70세가 돼도 노인 냄새가 나지 않는 사람이 절반 정도 존재합니다. 이런 사람은 '피부를 청결히 관리'하거나 '항산화력이 강한 사람'으로 볼 수 있습니다. 노네날은 피부가 산화해서 발생하는 물질로, 활성산소가 많은 체질이 되면 증가하기 때문입니다.

노인 냄새가 잘 나는 부위는 '머리'와 '귀 뒷부분', '배와 등', '목덜미'입니다.

그럼 노인 냄새를 어떻게 방지하면 좋을까요? 청결을 대전제로 하되 몇 가지 구체적인 방법이 있습니다.

- **마이크로 버블 목욕하기**
  샤워나 탕욕보다 효과가 있음이 입증되었습니다.
- **코엔자임 Q10 섭취하기**
  실험 결과, 65~74세 여성의 노인 냄새가 줄어들었습니다.
- **집에 있기보다 밖에 나가기**
  재택근무가 통근하는 것보다 1.5배 더 노인 냄새가 난다고 보고되었습니다.

노인 냄새는 활성산소가 생성되면서 발생하기 때문에 건강지표로 활용할 수 있습니다. 노인 냄새가 나는 사람은 몸이 산화되기 쉬운 사람으로, 뇌 역시 손상을 입습니다. 지방과 알코올을 과도하게 섭취하는 대신 항산화물질을 듬뿍 섭취하고, 질 좋은 수면과 적당한 운동으로 활성산소를 줄이면 노인 냄새도 줄일 수 있습니다.

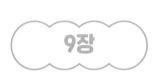

9장

스트레스와 치매를 멀리하고 싶다면 어떻게 해야 할까?

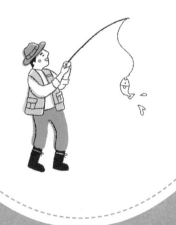

'나는 중요한 사람'임을
실감할 수 있는 자리 만들기

일본에서는 치매 환자가 증가하고 있습니다. 지금까지 설명했듯이 치매는 생활 습관과 스트레스의 영향을 크게 받습니다. 이번 장에서는 특히 스트레스와 치매를 멀리하는 방법을 소개하겠습니다.

여기서 질문입니다. 여러분은 자신이 찍힌 단체 사진을 볼 때 맨 처음 누구에게 시선이 가나요?

자신을 제일 먼저 보지 않나요? (좋아하는 사람부터 볼 때도 있지만…) 왜 자신을 보게 될까요? 그 이유는 '자기 중요감'에 있습니다.

자기 긍정감이라는 말은 자주 들어봤을 텐데, 자기 중요감은 자기 긍정감의 하나입니다.

자기 긍정감: 있는 그대로의 자신을 긍정적으로, 호의적으로 받아들이는 감각

자기 중요감: 자신이 타자에게나 사회에 중요한 존재라고 생각하는 감각

사람은 자신을 중요한 존재라고 생각하고 싶은 욕구가 있습니다. 이를테면 회사에서 관리직이었던 사람이 퇴직한 뒤 가족 내에서 설 자리가 없고 친구도 없다. 누구도 필요로 하지 않는 존재가 되면 자기 중요감을 느끼기 힘듭니다.

자기 중요감을 느끼지 못한다는 건 뇌에는 스트레스입니다. 스트레스가 뇌에 손상을 입혀 결국 치매 위험이 커지죠.

자기 중요감은 '다른 사람이 나를 중요하게 여기는 것'이 바탕이 됩니다. 따라서 타인과의 교류가 전제입니다. 직장에 다니거나 자식이 어릴 때는 저절로 사람들과 교류하기 쉬운 환경에 놓이지만, 은퇴하거나 자식이 다 자라면 그런 환경에서 멀어지기도 합니다. 그럴 때는 스스로 사람들을 만나러 나가야 합니다.

중요한 존재인 자신을 인식해주기를 바라는 감정이 폭주노인의 원인이 되기도 합니다.

폭주노인은 그릇된 형태로 사회나 타인과 관계를 형성해온 예입니다. 화를 냄으로써 주목받아 자기 중요감을 충족하려는 것이죠.

어느 온천을 갔을 때의 이야기입니다. 지인이 그곳 귀빈실에 데려간 적이 있는데, 거기서 이런 광경을 목격했습니다.

한 나이 지긋한 남성이 직원과 이야기를 나누고 있었습니다. 제 바로 옆이었기에 대화 내용이 그대로 다 들려왔지요.

"난 ○사 임원이었어. 내가 보기엔 여기 서비스는 엉망이고 자네 서비스도 영 아냐. 서비스업이란 게 어때야 하는지 알기는 하나? 내가 다니던 회사에선 이런 일은 절대 있을 수 없었어. 도대체 상식이란 게 있는 건지…."

끝없이 설교가 이어졌습니다. 옆에서 듣는 사람까지

기분이 언짢아지는 이야기였지만, 그 전 임원이라는 사람은 주위 시선은 아랑곳하지 않고 직원에게 지론을 늘어놓았습니다(저는 '당신이 주변 사람을 불쾌하게 만들면서 서비스 운운하다니, 설득력이 전혀 없어!' 하고 속으로 투덜거렸죠).

그야말로 그릇된 방식으로 자기 중요감을 충족하는 모습입니다. 결국 그 사람은 한 시간 가까이 직원을 붙잡고 설교를 퍼부었고, 그때 제가 느낀 점은 '이 사람은 지금 참 외롭구나'라는 것이었습니다. 회사라는 뒷배와 직함이 사라져 주위에서 중요한 존재로 취급받지 못하고 있는지도 모른다고 말이죠.

자기 중요감이 충족될 만한 곳이 가정에도 없고 사회에서도 사라졌을 때, 손님으로서 극진한 대접을 받을 만한 가게나 시설 등에서 자기 중요감을 채우려 하는 겁니다.

자기 중요감을 채울 거라면
스스로 제어할 수 있는 일부터 생각하자

자기 중요감을 채우는, 또 다른 그릇된 방식으로 '마운팅mounting(자신이 상대보다 우위에 있음을 드러내려는 행위)'이 있습니다. 이를테면 가게에서 돈을 지불할 때 돈을 던지는 사람이 있는데, 이 또한 자신이 우위에 있다는 마운팅의 하나입니다.

자기 중요감을 충족하고 싶다는 욕구는 누구나 있습니다. 따라서 반대로 상대의 자기 중요감을 충족하는 말을 건네거나 행동을 하면 더 좋은 관계를 구축할 수 있습니다. 이를테면 부부는 아무래도 서로의 존재가 공기 같아서 상대의 자기 중요감을 충족해줄 일이 별로 없습니다. 그럴 때는 의식적으로 배우자의 중요감을 높이는 말을 건네보세요.

자기 중요감은 상대가 자신을 어떻게 생각하는가 하는 문제이므로 스스로 제어하기는 어려운 법입니다. 스스로 제어할 수 없는 일에 초점을 맞추면 뇌는 공포를 느낍니다. 그 공포가 뇌에 손상을 주고 결국 치매 위험도 커집니다. 고집 세고, 화를 잘 내고, 마운팅 경향이 있는 사람은 앞으로 치매에 걸릴 위험이 있습니다. 반면 제어할 수 있는 일에 초점을 맞추면 행복도가 올라갑니다.

그러니 먼저 자신이 제어할 수 있는 일부터 하는 것이

가장 좋습니다. 그중에서 '다른 사람에게 도움이 되는 일 하기', '다른 사람을 기쁘게 하기'라면 자기 중요감이 충족됩니다.

배우자가 기뻐할 일을 한다, 친구가 기뻐할 일을 한다, 곤경에 처한 사람을 돕는다…. 뭐든지 좋습니다.

재미있는 조사 결과가 있습니다. 은퇴한 사람들에게 자원봉사로 학생 가정교사를 하게 했더니 뇌 인지기능이 향상되었습니다.

이는 자기 중요감이 충족된 결과입니다. 자신의 가르침으로 학생이 "아, 이제 알겠어요!"라고 한다면 자신의 중요도를 직접 실감할 수 있죠. 자기 중요감을 높이고 싶다면 타인이 기뻐할 일을 한다. 누구라도 할 수 있는 방법입니다.

'좋았던 옛날'을 떠올리면 뇌의 영양분이 된다

행복도는 뇌 상태와 관련 있다는 사실, 알고 있나요?

앞서 설명했듯이 일본은 세계적으로도 행복도가 높지 않은 국가입니다. 반면 세계에서 가장 행복도가 높은 나라는 핀란드입니다. 5년 연속 세계 1위죠.

핀란드는 왜 행복도가 높을까요?

이유는 다양하지만, 자유와 유대를 느끼는 기반이 사회에 형성돼 있어서가 아닐까 합니다. 뇌는 유대와 자유를 느낄 때 쾌감을 느끼므로 결과적으로 행복도가 오릅니다.

반면 일본은 '자유'와 '관용', 이 두 항목이 상위권 국가에 비해 특히 낮다는 결과가 나왔습니다.[*]

---

[*]   우리나라도 일본과 마찬가지로 '자유'와 '관용' 항목에서 개선할 부분이 많았다.

그렇다면 어떻게 해야 행복도를 쉽게 올릴 수 있을까요?
지금 당장 할 수 있는 방법을 하나 소개하겠습니다.

즐거운 옛날 추억 떠올리기.
이게 전부입니다.
행복도가 높은 사람을 조사해보니 '과거 즐거운 추억을 떠올리는 빈도가 높다'는 것이 밝혀졌습니다.
어떠세요? 이 정도는 당장 할 수 있을 겁니다.
행복은 과거 즐거웠던 기억의 수에 비례한다고 합니다. 지금은 행복을 느끼지 못해도 과거에 즐거웠던 기억이 있으면 행복도는 오릅니다. 그 기억을 떠올리는 빈도가 높은 사람일수록 행복도가 잘 오르죠.
자신의 머릿속에서 떠올리는 것도 좋고, 누군가와 추억을 이야기하며 공유하는 것도 좋습니다.
과거 즐거웠던 일을 떠올리면 어떤가요? 기분이 참 좋아지지요. 물건을 샀을 때의 행복은 오래가지 않지만 행복한 추억은 오래갑니다.
또 우리는 스물네 살 전후로 유행하던 음악을 가장 좋아한다는 조사 결과도 있으니, 그 당시 유행하던 음악을 듣거나 노래방에서 불러보는 것도 추천합니다.

즐거운 일을 떠올리면 병이 빨리 낫는다

동창회에 가는 것도 좋습니다. 언뜻 과거에 매달린다, 얽매인다며 부정적으로 보는 사람도 있지만, 뇌과학 연구에서 놀라운 사실을 밝혀냈습니다.

바로 과거와 미래를 생각하는 뇌 회로가 동일하다는 사실입니다. 우리는 미래를 생각할 때나 과거를 생각할 때나 같은 뇌 회로를 사용하고 있는 겁니다.

따라서 과거를 부정적으로 생각하면 미래도 부정적으로 생각합니다. 반대로 과거를 즐겁고 행복했다고 긍정적으로 생각하면, 미래 역시 즐겁고 행복하리라 긍정적으로 생각할 수 있습니다.

이를테면 과거 실패 경험도 성장의 밑거름이었다고 긍정적으로 생각하면 미래도 긍정적으로 바라볼 수 있습니다. 하지만 실패를 계속 부정적인 기억으로 끌고 간다면 미래도 부정적으로 생각하고 맙니다.

즐거운 일을 떠올리면 뇌가 활성화됩니다. 사진을 보면 그때의 영상이 머릿속에 떠오르기도 하죠. 목소리일 수도 있고, 분위기일 수도 있고, 사람에 따라서는 냄새도 떠오릅니다. 그런 기억을 떠올릴 때 고도의 뇌기능을 사용합니다. 치매 환자는 새로운 일은 잘 기억하지 못하지만 옛날 일일수록 잘 기억합니다. 실제로 좋은 기억을 회상하면 치매 환자의 인지기능이 향상된다는 보고도 있습니다.

뇌뿐 아니라 병을 앓을 때도 즐거운 일을 떠올리면 회복이 빨라진다는 연구가 있습니다. 반대로 나는 틀렸어, 낫지 않을 거야, 왜 이런 병에 걸렸을까 하고 부정적인 말을 하는 사람은 회복이 더디다고 합니다.

콜레스테롤과
노인성 우울증의 관계

최근 노인성 우울증과 콜레스테롤의 관계가 주목받고 있습니다. 노인성 우울증은 65세 이상이 앓는 우울증으로, 그 수는 전체 우울증 환자의 40퍼센트나 됩니다.

의욕이 생기지 않는다, 흥미나 관심이 생기지 않는다, 뭘 해도 즐겁지 않다, 기분이 울적하다. 이런 증상이 지속되는 노인성 우울증은 뇌 상태를 저하시켜 치매 발병률까지 높입니다.

예전에는 콜레스테롤을 섭취하면 심근경색의 위험이 커지기 때문에 몸에 좋지 않다고 여겨졌습니다. 이는 사실이며, 식사나 약물 요법으로 콜레스테롤 수치를 낮추면 심근경색 위험이 낮아집니다. 그러나 콜레스테롤을 낮추면 동시에 노인성 우울증으로 인한 자살, 사고사 등이 무려 78퍼센트 증가해, 결과적으로 전체 사망률까지 7퍼센트나 상승한다는 사실이 밝혀졌습니다(암 사망률도 43퍼센트 증가).

콜레스테롤은 세포막의 중요한 재료가 되는데, 전체의 3분의 1이 뇌와 신경계에 존재합니다. 콜레스테롤이 부족하면 세포막이 불안정해져 행복 호르몬 세로토닌을 잘 흡수하지 못하므로 행복감을 느끼기 힘든 체질이 됩니다. 결국 노인성 우울증을 유발하죠.

캘리포니아에서 70세 이상 남성을 대상으로 한 조사에서는, 콜레스테롤 수치가 낮은 사람이 높은 사람에 비해 우울증 발병률이 약 2.7배나 높았다고 합니다.

고령에 콜레스테롤 수치가 낮고 마른 사람은 행복감을 느끼기 힘들며, 조금 살찐 편이 행복해질 수 있다. 저도 놀랐지만 이것이 진실입니다.

60세 이후에는 몸에서 만들어내는 콜레스테롤 양이 감소하기 때문에 고령자일수록 콜레스테롤이 풍부한 식품(달걀, 고기, 생선, 유제품 등)을 섭취하는 것이 중요합니다. 슈퍼 에이저 또한 달걀이나 고기, 유제품을 좋아하는 사람이 많은데, 충분히 수긍이 가는 이야기입니다(단, 과잉 섭취는 주의하세요).

향을 활용하면 치매 진행을 막을 수 있다?!

치매에 걸리고 나면 향을 느끼는 기능이 점점 둔화된다고 합니다.

향을 감지하는 후각수용기는 콧속에 있는데, 치매나 치매 예비군인 사람은 이 수용기의 세포 수가 감소합니다.

치매 환자가 아니어도 60~80대에 걸쳐 후각은 저하됩니다. 특히 남성은 60대부터 급격히 저하되므로 주의가 필요합니다. 하지만 후각 저하는 스스로 깨닫기 힘들뿐더러 깨달았을 때는 이미 상당히 진행된 경우가 많습니다.

향은 뇌에 엄청난 자극을 줍니다. 향을 맡은 순간 기

분이 달라진 적은 없나요? 고약한 냄새를 맡으면 순식간에 불쾌해지죠.

사실 오감 중에 전달 속도가 가장 빠른 것이 후각입니다. 그만큼 후각과 뇌는 밀접한 관계입니다. 비강과 뇌는 위치도 가까워 바로 뇌가 활성화되죠.

따라서 '향'을 이용하면 뇌를 쉽게 활성화할 수 있습니다. 가장 간단한 방법은 음식의 향을 이용하는 겁니다.

요리에는 다양한 향이 있습니다. 이 향을 의식적으로 맡으면 뇌를 자극합니다. 그러나 매일 같은 음식만 먹는다면 향에 익숙해져 뇌를 자극할 수 없습니다. 한식 다음에 중식, 일식 그리고 양식, 때로는 좀 더 이국적인 음식 등 되도록 다양한 요리로 다양한 향을 맡읍시다.

먹는 걸 좋아하는 사람은 치매에 잘 걸리지 않는다고 하는데, 이는 후각의 측면에서도 그렇게 볼 수 있습니다.

음식 외에는 '아로마를 활용'하는 방법이 있습니다. 아로마에는 다양한 효과가 있으므로 목적에 맞게 선택하면 좋습니다. 뇌 자극뿐 아니라 집중력 향상, 자율신경 조절, 긴장 완화 등 목적에 맞게 선택할 수 있죠.

아로마 연구는 각지에서 이뤄지고 있으며 수많은 효과가 인정되고 있는데, 그중에서도 특히 의욕 뇌, 기억 뇌 등의 개선에 효과적인 것을 엄선해 소개하겠습니다.

▶ 레몬

부교감신경의 활성화를 억제하고 교감신경을 활성화하는 작용이 있어서, 아침에 개운하게 잠이 깨고 집중력이 좋아지는 효과가 있습니다. 피로 해소 효과도 있습니다.

▶ 라벤더

단기기억(작업기억$^{\text{working memory}}$)이 15퍼센트 향상되므로 기억력이 좋아집니다. 또 신경성장인자 수용체^{NGFR}의 유전자 스위치가 켜져 신경의 성장, 유지를 촉진하는 효과도 기대할 수 있습니다.

▶ 페퍼민트

집중력 향상으로 작업 속도가 빨라지는 효과를 기대할 수 있습니다. 또 기억력 향상 효과도 있죠. 페퍼민트 껌을 씹으면 도파민이 분비되므로 뇌 활성 식품으로 추천합니다.

▶ 편백

편백 향을 맡으면 우뇌 전전두피질의 활성도가 떨어지고 부교감신경이 활성화돼 스트레스 경감 효과가 있는 것으로 알려졌습니다. 편백에 함유된 알파피넨$^{\alpha\text{-Pinene}}$ 향을 맡으면 해마의 뇌유래 신경영양인자^{BDNF}(기억력의 뇌호르몬)의 유전자 스위치가 켜지므로, 기억력 증진 효과도 기대할 수 있습니다. 편백 목욕은 노인 뇌 예방 효과도 기대할 수 있습니다.

▶ 로즈메리

미래계획기억(앞으로 할 일이나 약속 등을 기억하는 능력)이 향상되므로 다른 사람과의 약속이나 장 볼 때 무엇을 사야 하는지 잘 잊어버리지 않고, 부엌에 오긴 했는데 '여기 왜 왔더라?' 같은 망각을 방지하는 효과가 있습니다.

또 혼합 아로마를 사용한 검증에서, 혼합된 향을 맡으면 주의력이 향상되는 것으로 알려졌습니다.

커피 향에는 사람을 상냥하게 만드는 효과가 있다

커피 향에도 놀라운 효과가 있습니다.

그중 하나가 '타인에게 상냥해진다'는 효과입니다.

재미있는 실험이 하나 있습니다. 대형 쇼핑센터의 가게 앞에 일부러 돈을 떨어뜨려 놓습니다. 지나가던 사람 중 몇 명이나 그 돈을 주워서 가게에 건네주는가 하는 실험이죠(참 재미있는 생각을 하는 사람이 다 있네요). 그랬더니 밖에 향이 나지 않는 가게보다 커피 향이 나는 가게 앞에서 돈을 건네주는 사람이 더 많았습니다.

정말 놀라운 효과죠. 여기저기서 커피 향을 맡을 수 있다면 세상은 좀 더 평화로워질지도 모르겠습니다.

저 역시 이 연구 결과를 실감한 적이 있습니다. 카페나 찻집에 들어간 순간 커피 향을 맡으면 뭔가 충만해진 기분, 힐링 되는 기분이 듭니다. 순간적으로 그런 모드에 돌입하는 것이죠.

부부 관계가 원만하지 않다면 집 안에 커피 향이 감돌게 하면 어떨까요. 또 직장에서나 운전 중에 신경이 곤두선다면 커피 향을 준비해보세요.

특히 고령자는 운전 중에 도로가 막히면 쉽게 짜증을 낸다는 데이터가 있습니다. 나이 들면 젊을 때보다 확실히 짜증을 잘 내는 듯합니다. 교통체증이 있을 때 뇌가 감정에 솔직한 상태가 되기 때문이죠. 운전할 때는 커피 향을 추천합니다.

나가며

노인 뇌의 세계, 어떠셨나요?

지금까지 함께 여행을 해왔는데, 최신 연구에서 밝혀진 사실은

"나이 드는 건 막을 수 없다. 하지만 뇌는 늘 젊게 유지할 수 있다."

이것이 과학이 내린 최종 결론입니다.

이 사실을 알았을 때 정말 큰 용기를 얻었습니다. 수면의 질, 협응운동, 제약 두지 않고 좋아하는 것 하기, 취미 가지기, 식사 즐기기, 무리하지 않기, 반려견 키우기, 겉모습 젊게 꾸미기, 손으로 글쓰기 등 이 책에는 전부 다 담

을 수 없을 만큼 노인 뇌를 물리칠 방법은 많습니다. 특히 언어능력이 67세까지 성장하며 그 뒤에도 높은 능력을 유지할 수 있다는 사실은 집필과 강연 등 언어를 사용할 일이 많은 저에게는 큰 감동이었습니다.

저는 30대 초반에 난치병 선고를 받았습니다. 너무 갑작스러운 일이었지만 그때 '생명이란 게 이처럼 덧없이 한순간에 사라지는 거구나'라고 느꼈습니다. 하지만 그 덕분에 다른 사람보다 빨리 '인간의 행복이란 무엇일까?', '내가 살아가는 의미는 무엇일까?' 같은 생각을 하게 된 것 같습니다.

그리고 그때 배운 것이 이 책에서도 중요한 주제 가운데 하나였던 '타인과의 유대'였습니다. 난치병 이전의 전 눈에 보이는 성과만 좇는 사람으로, 쉬는 시간도 없이 스트레스 가득한 생활을 보내고 있었습니다.

그러나 입원 생활 중에 매일 찾아와 보살펴주는 아내, 힘겨워 보인다며 식사를 도와주는 간호사, 기쁜 듯 꽃을 바라보는 아이… 그 모든 순간이 제 마음을 부드럽게 풀어주고 진심으로 행복하게 했습니다. 그토록 마음이 따뜻해지는 경험은 어린 시절 이후 처음이었던 듯합니다. 그리고 3년 반, 타인과의 유대를 소중히 여기며 지낸 결과, 저의 병은 사라졌습니다.

뇌는 유대감을 느낄 때 최고의 상태가 됩니다. 그리고 회복력도 상승해 우리를 기운 넘치게 만들어주죠. 사람과 교류하지 않더라도 좋아하는 것과 교류하고, 자연과 교류하고, 동물과 교류하고, 새로운 경험과 교류하고, 즐거웠던 추억과 교류하고, 자신의 기분과 교류하는 것 등 이 책에서 소개한 모든 경험이 질병과 노인 뇌를 멀리하게 해줍니다. 지금 이 순간은 두 번 다시 오지 않습니다. 이 소중한 한순간 한순간을 즐기는 것이 뇌에 성장과 행복을 가져오고 인생을 눈부시게 만듭니다. 슈퍼 에이저들의 비결은 바로 이런 것들 속에 숨어 있는지도 모릅니다.

저도 전국 강연회 같은 곳에서 다양한 사람들을 만나지만, 일흔이 넘어서도 앞줄에 앉아 새로운 것을 배우려는 고령자들의 모습에는 정말 감동할 수밖에 없습니다.
우리에게는 아직 무한한 가능성이 잠들어 있습니다. 그리고 하루하루의 사소한 작은 만남이 인생을 크게 변화시키기도 하죠.

이 책이 여러분에게 후회 없이 충실하고 멋진 인생을
실현하는 하나의 만남이 되기를 기원합니다.

참고 문헌

들어가며

1   130세까지 수명이 늘어날 가능성 / Michael Pearce Adrian E. Raftery, "Probabilistic forecasting of maximum human lifespan by 2100 using Bayesian population projections", DEMOGRAPHIC RESEARCH, 2021, Vol.44 (52), p.1271-294

1장 스스로 깨닫기 힘든 '뇌의 노화'

2   뇌의 회백질은 30세부터 위축된다 / Watanabe K, et.al., "Grey-matter brain healthcare quotient and cognitive function: A large cohort study of an MRI brain screening system in Japan", Cortex, 2021, Vol.145, p.97-104

3   사람 이름을 기억하는 능력의 정점은 22세, 얼굴을 기억하는 능력의 정점은 33세 / Germine LT., et.al., "Where cognitive development and aging meet: face learning ability peaks after age 30", Cognition, 2011, Vol.118 (2), p.201-10

4   정보처리 능력의 정점은 18세, 상대의 기분을 파악하는 능력은 48세, 어휘력은 67세 / Hartshorne J.K. Germine LT., "When does cognitive

functioning peak? The asynchronous rise and fall of different cognitive abilities across the life span", Psychol. Sci., 2015, Vol.26 (4), p.433-43

5 수면 시간은 10년마다 10분씩 짧아진다 / 수면의 질은 고령이 돼도 떨어지지 않는다 / Boulos MI., et.al., "Normal polysomnography parameters in healthy adults: a systematic review and meta-analysis", Lancet Respir.Med., 2019, Vol.7 (6), p.533-543

6 수면물질 멜라토닌은 나이 들면 감소한다 / Waldhauser F., et.al., "Clinical aspects of the melatonin action: impact of development, aging, and puberty, involvement of melatonin in psychiatric disease and importance of neuroimmunoendocrine interactions", Experientia, 1993, Vol.49 (8), p.671-81

7 글림프 시스템 / Xie, L. et.al., "Sleep drives metabolite clearance from the adult brain", Science, 2013, Vol.342, p.373-77

8 수면 시간이 너무 짧거나 너무 길면 치매 위험 상승 / Tomoyuki Ohara, et al., "Association Between Daily Sleep Duration and Risk of Dementia and Mortality in a Japanese Community", J. Am. Geriatr. Soc., 2018, Vol.66 (10), p.1911-18

9 수명과 수면의 관계 / Kripke DF., "Mortality associated with sleep duration and insomnia", Arch. Gen. Psychiatry, 2002, Vol.59 (2), p.131-6

10 수면이 다섯 시간 이하면 치매 위험이 두 배 / Robbins R., et.al., "Examining sleep deficiency and disturbance and their risk for incident dementia and all-cause mortality in older adults across 5 years in the United States", Aging(Albany NY), 2021, Vol.13 (3),

p.3254-3268

11 아홉 시간 넘는 수면은 치매 위험을 높인다 / Shireen Sindi,et al. Sleep disturbances and dementia risk: A multicenter study.Alzheimers Dement. 2018 Oct Vol.4 (10): 1235 1242

12 수면 부족은 베타아밀로이드를 증가시킨다 / Spira, Adam P., et. al., "Self-reported sleep and β-amyloid deposition in community-dwelling older adults" JAMA neurology, 2013, Vol. 70 (12), p.1537-43

13 낮잠 30분은 치매 위험을 50퍼센트 낮춘다 / Kitamura K., "Short daytime napping reduces the risk of cognitive decline in community-dwelling older adults: a 5-year longitudinal study", BMC Geriatr., 2021, Vol.21 (1), p.474

14 낮잠을 한 시간 이상 자는 사람은 치매에 걸리기 쉽다 / Li P, et.al., "Daytime napping and Alzheimer's dementia: A potential bidirectional relationship", Alzheimers Dement., 2022, doi: 10.1002/alz.12636

15 나이 들면 무호흡 증후군이 증가한다 / Bixler E.O., "Effects of age on sleep apnea in men: I. Prevalence and severity", Am. J. Respir. Crit. Care Med., 1998, Vol.157 (1), p.144-8

16 무호흡 증후군인 사람은 치매 발병률이 1.18배 / Yaffe K, et. al., "Sleep—disordered breathing, hypoxia, and risk of mild cognitive impairment and dementia in older women". JAMA, 2011, Vol.306, p.613-619

17 치아가 없으면 단시간 수면이 된다 / Koyama S., et.al., "Sleep duration and remaining teeth among older people", Sleep Med., 2018, Vol.52, p.18-22

18 햇빛을 쐬면 수면의 질이 좋아진다 / Mead, M Nathaniel. "Benefits of sunlight: a bright spot for human health." Environmental health perspectives, 2008, vol. 116 (4), A160-7

19 휴대전화의 청색광은 수면의 질을 떨어뜨린다 / Ayaki M., "Protective effect of blue-light shield eyewear for adults against light pollution from self-luminous devices used at night", Chronobiol. Int., 2016, Vol.33 (1), p.134-9

20 잠들기 세 시간 전에 더블 에스프레소를 마시면 수면 시간이 40분 늦어지고, 강한 빛에 노출되면 85분 늦어진다 / Burke TM, Markwald RR, McHill AW, et al. Effects of caffeine on the human circadian clock in vivo and in vitro. Sci Transl Med. 2015;7 (305):305ra146.

2장 나이 들어도 뇌가 늙지 않는 사람은 무엇을 하고 있을까?

21 슈퍼 에이저란? / Cook Maher A., et.al., "Neuropsychological Profiles of Older Adults with Superior versus Average Episodic Memory: The Northwestern "SuperAger" Cohort", J. Int. Neuropsychol. Soc., 2021, Vol.26, p.1-11

22 100세 넘는 사람도 인지기능이 30세나 젊다 / Beker N., et.al., "Association of Cognitive Function Trajectories in Centenarians With Postmortem Neuropathology, Physical Health, and Other Risk Factors for Cognitive Decline", JAMA Netw Open. 2021, Vol.4 (1), e2031654

23 100세 이상 인구가 증가 / 국립사회보증·인구문제연구소 인구통계자료

집 2022, 표 2-10 성별 100세 이상 인구

24 도파민이 없으면 동물도 식욕과 의욕 저하 / Salamone JD. Correa M., "The mysterious motivational functions of mesolimbic dopamine", Neuron, 2012, Vol.76 (3), p.470-485

25 식욕이 있어야 장수 / Huang YC., "Appetite predicts mortality in free-living older adults in association with dietary diversity. A NAHSIT cohort study", Appetite, 2014, Vol.83, p.89-96

26 웃는 얼굴은 도파민을 활성화 / Yim J. "Therapeutic benefits of laughter in mental health: a theoretical review" Tohoku J. Exp. Med. 2016, Vol.239, p.243-49

27 좋아하는 음악을 들으면 도파민 분비 / Ferreri L,et.al., "Dopamine modulates the reward experiences elicited by music", Proc. Natl. Acad. Sci. USA., 2019, Vol.116 (9), p.3793-3798

28 몸을 움직이면 도파민 분비 / Lin TW. Kuo YM., "Exercise benefits brain function: the monoamine connection", Brain Sci., 2013, Vol.3 (1), p.39-53

29 연인의 사진을 보면 도파민 신경 활성화 / Takahashi K, et al. "Imaging the passionate stage of romantic love by dopamine dynamics", Front. Hum. Neurosci., 2015, Vol.9, p.191

30 생각지 못한 기쁜 일이 일어나는 것과 도파민 / Anselme P. Robinson MJ. "What motivates gambling behavior? Insight into dopamine's role" Front. Behav. Neurosci. 2013, Vol.7:182

31 복수의 선택지 중에서 고르기 / Yun M. et.al. "Signal dynamics of midbrain dopamine neurons during economic decision-making in monkeys" Sci. Adv., 2020, Vol.6 (27), eaba4962

32　나이 들면 옥시토신 분비가 증가한다 / Zak PJ., et.al., "Oxytocin Release Increases With Age and Is Associated With Life Satisfaction and Prosocial Behaviors", Front. Behav. Neurosci., 2022, Vol.6, p.846234

33　부부가 함께 새로운 일에 도전한다 / Aron A., et.al., "Couples' shared participation in novel and arousing activities and experienced relationship quality", J. Pers. Soc. Psychol., 2000, Vol.78 (2), p.273-84

34　기념일을 함께 축하한다 / Gable SL. Reis H. "Chapter 4 - Good News! Capitalizing on Positive Events in an Interpersonal Context" Ad. Exp. Soc. Psych. Vol.42, p.195-257

35　인간관계 만족도가 높으면 행복도도 높다 / 하버드 성인 발달 연구 : https://www.adultdevelopmentstudy.org/grantandglueckstudy

36　고독감은 치매 발병률을 두 배 높인다 / Akhter-Khan SC., et.al., "Associations of loneliness with risk of Alzheimer's disease dementia in the Framingham Heart Study", Alzheimers Dement., 2021, Vol. 17 (10), p.1619-1627

37　고독감은 10년 후 치매 발병률을 높인다 / Salinas J., "Association of Loneliness With 10-Year Dementia Risk and Early Markers of Vulnerability for Neurocognitive Decline", Neurology, 2022, Vol.98 (13), 1337-1348

38　고독감은 사망 위험을 26~32퍼센트 높인다 / Holt-Lunstad J. "Loneliness and social isolation as risk factors for mortality: a meta-analytic review" Perspect. Psychol. Sci. 2015, Vol.10 (2), p.227-37

39　인간관계는 그 수가 너무 많아도 뇌가 다 처리하지 못한다 / Lindenfors P. et al., "Dunbar's number' deconstructed" Biol. Lett., 2021, Vol.17 (5), 20210158

40 아담한 술집에서 술을 마시는 사람은 행복도가 높다 / Dunbar RIM. et al. "Functional Benefits of (Modest) Alcohol Consumptionp" Adapt. Human Behav. Physiol. 2017, Vol.3 (2), p.118-133

41 스트레스는 치매 위험을 높인다 / Franks KH. et.al. "Association of Stress with Risk of Dementia and Mild Cognitive Impairment: A Systematic Review and Meta-Analysis" J. Alzheimers Dis. 2021, Vol.82 (4), p.1573-1590

42 낙관성이 높은 사람은 인지장애 위험이 저하 / Gawronski, KAB. et.al., "Dispositional optimism and incidence of cognitive impairment in older adults", Psychosomatic Medicine, 2017, Vol.78 (7), p.819-828

43 여든에 신경증 경향이 높은 사람은 경도 인지장애로 이행할 위험이 12퍼센트 상승 / Yoneda T. et.al. "Personality traits, cognitive states, and mortality in older adulthood", J. Pers. Soc. Psychol., 2022, Apr. 11, online

44 스스로 선택할 수 있을 때 행복도가 높다 / 니시무라 가즈오西村和雄, 야기 다다시八木匡, 〈행복감과 자기결정-일본에서의 실증 연구 / RIETI-독립행정법인 경제산업연구소〉, 2018

45 작업 흥분 / Mikicin M. et al., "Effect of the Neurofeedback-EEG Training During Physical Exercise on the Range of Mental Work Performance and Individual Physiological Parameters in Swimmers" Appl. Psychophysiol. Biofeedback, 2020, Vol.45 (2), p.49-55

46 새로운 것에 개방적인 사람일수록 인지기능이 잘 저하되지 않는다 / 니시다 유키코 외, 〈중노년층의 개방성이 시간 경과에 따른 지능 변화에 미치는 영향: 6년간의 종단적 검토〉 발달심리학연구, 2012, Vol.23 (3), p.276-86

47 호기심이 강한 사람은 측두 두정부의 위축이 억제돼 기억 정착이 좋아진다 / Taki Y., et.al., Human Brain Mapping, 2012, Vol.34 (12), p.3347-53/Gruber M.J., et. al., Neuron, 2014, Vol.84 (2), p.486-96

48 사회적 교류가 많을수록 치매 위험이 최대 45퍼센트 낮아진다 / Saito T., et.al., " Influence of social relationship domains and their combinations on incident dementia: a prospective cohort study", J. Epidemiol. Community Health, 2018, Vol.72 (1), p.7-12

49 옥시토신은 도파민 신경을 활성화한다 / Hung, L. W., "Gating of social reward by oxytocin in the ventral tegmental area", Science, 2017, Vol.357, p.1406-1411 / Döen, G., et.al., "Social reward requires coordinated activity of nucleus accumbens oxytocin and serotonin", Nature, 2013, Vol.501, p.179-184

50 고령자가 교통체증으로 초조해질 때 좌뇌만 사용한다 / 나카타 류자부로中田龍三郎 외, "고령자는 도로 정체 시 공격성이 높아진다: 운전 시뮬레이터와 근적외선 분광법NIRS을 이용한 연구", 발달심리학연구, 2018, Vol.29 (3)

51 100세 이상인 사람은 레스트 유전자의 발현이 많다 / Zullo JM., "Regulation of lifespan by neural excitation and REST", Nature, 2019, Vol.574 (7778), p.359-364

52 레스트 유전자는 알츠하이머치매를 예방한다 / Lu T., et.al., "REST and stress resistance in ageing and Alzheimer's disease", Nature, 2014, Vol.507 (7493), p.448-54

53 삶의 보람이 있는 사람은 뇌가 위축돼도 인지기능이 높다 / Boyle PA., et.al., "Effect of purpose in life on the relation between Alzheimer disease pathologic changes on cognitive function in advanced age",

Arch. Gen. Psychiatry, 2012, Vol.69 (5), p.499-505

54 작은 목표는 전두엽전영역의 앞쪽을 활성화 / Hosoda C., et.al., "Plastic frontal pole cortex structure related to individual persistence for goal achievement", Commun. Biol., 2020, Vol.3 (1) :194

55 웃으면 수면이 개선된다 / Ko HJ., et.al., "The effects of laughter therapy on depression, cognition, and sleep among the community-dwelling elderly", Geriatr. Gerontol. Int., 2012, Vol.11, p.267-274

56 거의 웃지 않는 고령자는 거의 매일 웃는 사람에 비해 남성은 2.1배, 여성은 2.6배 치매에 걸릴 위험이 크다 / 오히라 데쓰야大平哲也 외, 〈웃음, 유머 요법에 의한 치매 예방과 개선〉, 노년정신의학, 2011, Vol.22 (1), p.32-38

57 웃지 않는 사람은 돌봄 필요 상태가 될 확률이 1.4배 올라간다 / Tamada Y., et.al., "Does laughter predict onset of functional disability and mortality among older Japanese adults? the JAGES prospective cohort study", Journal of Epidemiology 2020

3장 뇌가 늙었는지 어떻게 알 수 있을까?

58 성인이 된 뒤에도 신경은 재생된다 / Ming, G.L. Song, H., "Adult neurogenesis in the mammalian brain: significant answers and significant questions", Neuron, 2011, Vol.70 (4), p.687-702

59 90세까지 신경 재생이 일어난다 / Moreno-Jiménez EP, et.al., "Adult hippocampal neurogenesis is abundant in neurologically healthy subjects and drops sharply in patients with Alzheimer's disease", Nat. Med., 2019, Vol.25 (4), p.554-560

60 눈 감고 한 발로 서기 연령대별 평균치 / 국립장수의료센터연구소NILS-LSA, 노화에 관한 장기 종단 역학연구 모노그래프 제5차 조사, 2006년 7월 ~2008년 7월

61 눈뜨고 한 발로 서기가 20초 이하면 작은 뇌출혈 가능성 / Tabara Y, et.al., "Association of postural instability with asymptomatic cerebrovascular damage and cognitive decline: the Japan Shimanami health promoting program study", Stroke, 2015, Vol.46 (1), p.16-22

62 눈 감고 한 발로 서기는 연습하면 기록이 좋아진다 / 간다 마이코神田舞子, 고바야시 료사쿠小林量作, 〈젊은 정상 여성에 대한 눈 감고 한 발로 서기 연습 효과〉, 물리치료학, 42권(2015) 2호

63 균형감각이 있으면 14년 뒤에도 자립생활을 할 수 있다/Nakamoto M,et. al., "Higher gait speed and smaller sway area decrease the risk for decline in higher-level functional capacity among middle-aged and elderly women", Arch. Gerontol. Geriatr., 2015, Vol.61 (3), p.429-36

64 빨리 걸을 수 있는 사람일수록 자립생활을 한다 / Nakamoto M., "Higher gait speed and smaller sway area decrease the risk for decline in higher-level functional capacity among middle-aged and elderly women Archives of Gerontology and Geriatrics", 2015, Vol.61, p.429-436

65 눈뜨고 한 발로 서기 30초면 1년간 넘어지는 비율이 낮아진다/물리치료학, 2006, Vol.21 (4), p.437-440

66 눈뜨고 한 발로 서기를 할 수 있는 사람은 관절 가동 범위가 넓다 / Matsunaga, I. et al. "Effects of becoming able to Stand on one Leg on Walking in the Elderly", 2010

67 눈뜨고 한 발로 서기, 악력, 걷는 속도, 의자에서 일어나는 시간은 사망률
과 관련 / Cooper R,et.al., "Objectively measured physical capability
levels and mortality: systematic review and meta-analysis", BMJ,
2010, 341:c4467

68 눈뜨고 한 발로 서기에서 양발의 시간 차이가 10초 이상이면 이동 능력
이 저하 / 운동역학 연구, 22권 2호, 〈지역 거주 고령자의 눈 감고 한 발로
서기 시간의 좌우 차이와 로코모티브 증후군의 관련성〉

69 의욕과 선조체 / Liu H., et.al., "Toward whole-brain dopamine movies:
a critical review of PET imaging of dopamine transmission in the
striatum and cortex", Brain Imaging Behav., 2019, Vol.13 (2), p.314-
322

70 노화와 도파민 / Ota M., "Age-related decline of dopamine synthesis
in the living human brain measured by positron emission
tomography with L-[beta-11C]DOPA", Life Sci., 2006, Vol.79
(8), p.730-6/Shingai Y, et.al., "Age-related decline in dopamine
transporter in human brain using PET with a new radioligand [18F]
FE-PE2I", Ann. Nucl. Med., 2014, Vol.28 (3), p.220-6

71 노화와 남성호르몬 / Gooren LJ. "Androgens and male aging: Current
evidence of safety and efficacy" Asian J. Androl. 2010, Vol.12 (2),
p.136-51

72 전두엽전영역의 노화와 객관·억제 뇌 / Zanto T.P. Gazzaley, A., "Aging
of the frontal lobe", Handb. Clin. Neurol., 2019, Vol.163, p.369-389

73 해마와 기억 뇌 / Dahan L., et.al., "Age-related memory decline,
dysfunction of the hippocampus and therapeutic opportunities",
Prog. Neuropsychopharmacol. Biol. Psychiatry, 2020, Vol.102,

109943. doi: 10.1016/j.pnpbp.2020.109943

74 도피질·전대상피질ACC과 공감 뇌 / Singer T., et.al., "Empathic neural responses are modulated by the perceived fairness of others", Nature, 2006, Vol.439 (7075), p.466-9

75 청각이 쇠퇴하면 인지기능이 떨어진다 / Campbell J. Sharma A., "Cross-modal re-organization in adults with early stage hearing loss", PLoS One, 2014, Vol.9 (2), e90594

76 30~40대에도 노인 뇌가 되는 사람이 있다 / Elliott ML. "Disparities in the pace of biological aging among midlife adults of the same chronological age have implications for future frailty risk and policy" Nat. Aging, 2021, Vol.1 (3), p.295-308

4장 뇌가 늙지 않으려면 어떤 운동을 해야 할까?

77 협응운동은 인지기능을 개선할 수 있는 가장 좋은 방법이다 / Ludyga S,et.al., "Systematic review and meta-analysis investigating moderators of long-term effects of exercise on cognition in healthy individuals", Nat. Hum. Behav., 2020, Vol.4 (6), p.603-612

78 공을 이용한 협응운동은 인지기능을 개선 / Wei XH. Ji LL., "Effect of handball training on cognitive ability in elderly with mild cognitive impairment", Neurosci. Lett., 2014, Vol.566, p.98-101/ Budde H., et.al., "Acute coordinative exercise improves attentional performance in adolescents", Neurosci. Lett., 2008, Vol.441 (2), p.219-23

79 보드게임, 악기 연주, 춤은 치매 위험을 낮춘다 / Verghese J., "Leisure

activity and the risk of dementia in the elderly", N. Eng. J. Med., 2003, Vol.348, p.2508-16

80 뇌를 좌우 모두 사용하면 인지기능이 향상된다/Suzuki, M., et.al., "Neural Correlates of Working Memory Maintenance in Advanced Aging: Evidence From fMRI", Frontiers in Aging Neuroscience, 2018, Vol.10, Article358

5장 뇌가 늙지 않으려면 어떤 건강 습관이 필요할까?

81 잘 씹으면 운동기능과 건강기능이 향상/ Miura,H., et.al., "Chewingability and quality of life among the elderly residing in a rural community in Japan", J. Oral Rehabilitation, 2000, Vol.27, p.731-4/Takata, Y., et.al., "Relationship of physical fitness to chewing in an 80-year-old population", Oral Diseases, 2004, Vol.10, p.44-9/Akifusa, S., et.al., "Relationship of number of remaining teeth to health-related quality of life in community-dwelling elderly", Gerodontology, 2005, Vol.22, p.91-7 / Shimazaki, Y., et.al., "Influence of dentition status on physical disability, mental impairment, and mortality in institutionalize elderly people", J. Dent. Res., 2001, Vol.80, p.340-5

82 씹기는 의욕을 높인다/Momose, T., et.al., "Effect of mastication on regional cerebral blood flow in humans examined by positron-emission tomography with 15O-labelled water and magnetic resonance imaging", Arch. Oral Biol., 1997, Vol.42 (1), p.57-61

83 씹기는 기억력을 향상시킨다/Hirano Y., et.al., "Effects of chewing in working memory processing", Neurosci. Lett., 2008, Vol.436 (2),

p.189-192 / Onozuka M,et.al., "Impairment of spatial memory and changes in astroglial responsiveness following loss of molar teeth in aged SAMP8 mice", Behav. Brain Res., 2000, Vol.108 (2), p.145-155

84 씹기는 치매를 예방한다 / Kondo K., et.al., "A case-control study of Alzheimer's disease in Japan significance of life-styles", Dementia, 1994, Vol.5 (6), p.314-326 / 곤도 기요타로近藤喜代太郎, 〈알츠하이머형 위험인자-WHO·NIA·EC 연구그룹의 메타 분석, 임상정신의학〉, 1990, Vol.19, p.575-582 / Squire LR. Zola-Morgan S, "The medial temporal lobe memory system", Science, 1991, Vol.253(5026), p.1380-1386

85 씹기는 면역력을 높인다 / Seki M., et.al., "Mastication Affects Transcriptomes of Mouse Microglia", Anticancer Research, 2020, Vol.40, p.4719-727

86 BMI가 너무 높은 사람은 뇌가 위축된 상태 / Ronan L. et al. "Obesity associated with increased brain age from midlife" Neurobiol. Aging, 2016, Vol.47, p.63-70

87 마르면 수명이 129~212일 단축된다 / Aida J., "Social and Behavioural Determinants of the Difference in Survival among Older Adults in Japan and England", Gerontology, 2018, Vol.64 (3), p.266-277

88 BMI는 너무 높거나 너무 낮아도 사망률이 올라간다 / Sasazuki S. et al., "Research Group for the Development and Evaluation of Cancer Prevention Strategies in Japan. Body mass index and mortality from all causes and major causes in Japanese: results of a pooled analysis of 7 large-scale cohort studies" J. Epidemiol. 2011, Vol.21 (6),

p.417-30

89 중년기 비만은 치매 위험을 높이지만 고령기에는 긍정적으로 작용한다(비만 패러독스) / Kloppenborg RP., et.al., "Diabetes and other vascular risk factors for dementia: which factor matters most? A systematic review", Eur. J. Pharmacol., 2008, Vol.585 (1), p.97-108

90 백세인은 남성 59.6퍼센트, 여성 57.6퍼센트가 거의 매일 동물성단백질을 섭취한다 / 우유를 마시는 사람은 10년 뒤 생존율이 올라간다 / Shibata H., et.al., "Nutrition for the Japanese elderly", Nutr. Health, 1992, Vol.8 (2-3), p.165-75

91 고기, 생선, 달걀을 먹으면 노쇠를 예방할 수 있다 / Alexandrov NV., et.al., "Dietary Protein Sources and Muscle Mass over the Life Course: The Lifelines Cohort Study", Nutrients,2018, Vol.10 (10), E1471

92 채식주의자는 뇌졸중 위험이 커진다(콜레스테롤 수치가 낮으면 뇌졸중 위험이 크다) / Tong TYN., et.al., "Risks of ischaemic heart disease and stroke in meat eaters, fish eaters, and vegetarians over 18 years of follow-up: results from the prospective EPIC-Oxford study", BMJ., 2019, Vol.366, l4897

93 동물성단백질에 포함된 비타민B_{12}가 부족한 사람은 뇌가 위축된다 / Vogiatzoglou A., "Vitamin B_{12} status and rate of brain volume loss in community-dwelling elderly", Neurology, 2008, Vol.71 (11), p.826-32

94 식욕이 적은 사람은 식욕이 왕성한 사람에 비해 사망률이 두 배 이상 높다 / Huang YC. et al. "Appetite predicts mortality in free-living older adults in association with dietary diversity. A NAHSIT cohort study"

Appetite, 2014, Vol.83, p.89-96

95   시르투인 유전자는 뇌와 심장, 피부, 눈, 청력까지 젊어지게 한다 / Rajman L., "Therapeutic Potential of NAD Boosting Molecules: The In Vivo Evidence", Cell Metab., 2018, Vol.27 (3), p.529-547

96   시르투인 유전자를 활성화하는 일곱 가지 식품군 / Ricordi C., et.al., "Role of Exercise and Natural Protective Substances on Sirtuin Activation", J. Phys. Med. Rehabil., 2021, Vol.3 (2), p.40-50

97   엘라그산의 미백 효과 / Kasai K., et.al., "Effects of oral administration of ellagic acid-rich pomegranate extract on ultraviolet-induced pigmentation in the human skin", J. Nutr. Sci. Vitaminol., 2006, Vol.52 (5), p.383-8

98   혈중 비타민D 농도가 높으면 넘어질 위험이 감소한다(75세 이상 일본인 여성 1393명) / Shimizu Y., et al., "Serum 25-hydroxyvitamin D level and risk of falls in Japanese community-dwelling elderly women: a 1-year follow-up study", Osteoporos. Int. 2015, Vol.26, p.2185-92

99   하루에 필요한 비타민D(10마이크로그램)를 만드는 데 필요한 일본의 일조 시간 / 일본의사신보, No. 4850, 2017년

100 난청은 치매 발병의 최대 위험 요인 / Livingston G., et.al., "Dementia prevention, intervention, and care: 2020 report of the Lancet Commission", Lancet, 2020, Vol.396 (10248), p.413-446

101 20대 여성의 청력이 40세 정도로 저하 / Wasano K., "Patterns of hearing changes in women and men from denarians to nonagenarians", Lancet Reg. Health West Pac., 2021, Vol.9, p.100131

102 노이즈캔슬링 이어폰은 난청 위험을 낮춘다 / Hoshina T., et.al., "Effects of an Active Noise Control Technology Applied to Earphones on

Preferred Listening Levels in Noisy Environments", J. Audiol. Otol., 2022 Mar 24, Epub

103 보청기를 착용하면 난청인 사람도 인지력은 정상인과 다를 바 없다 / Amieva H., et.al., "Self-Reported Hearing Loss, Hearing Aids, and Cognitive Decline in Elderly Adults: A 25-Year Study", J. Am. Geriatr. Soc., 2015, Vol.63 (10), p.2099-104

104 난청을 방치하면 인지기능이 7년 빨리 늙는다 / Lin F.R., et.al., "Hearing loss and cognition among older adults in the United States", J. Gerontol. A Biol. Sci. Med. Sci., 2011, Vol.66A, p.1131-1136

105 난청자의 사회적 고립은 인지기능 저하로 이어진다 / Ray J., et.al., "Association of cognition and age—related hearing impairment in the English longitudinal study of aging", JAMA Otolaryn- gol. Head Neck Surg., 2016, Vol.144, p.876-882

6장 뇌가 늙지 않으려면 어떤 생활 습관이 필요할까?

106 디폴트 모드 네트워크 / Raichle ME. "The brain's default mode network" Annu. Rev. Neurosci. 2015, Vol.38, p.433-47

107 취미가 많을수록 치매에 걸리는 사람이 적다 / Ling L., et.al., "Types and number of hobbies and incidence of dementia among older adults: A six-year longitudinal study from the Japan Gerontological Evaluation Study (JAGES)", 일본공위지, 2020, Vol.67 (11), p.800-810

108 일본인이 삶의 보람을 느끼는 순위 TOP3 / 고령자의 생활과 의식에 관한 국제 비교조사, 2015년도(내각부)

109 취미가 많을수록 사망 위험이 낮아진다 / Kobayashi T., et.al.,

"Prospective Study of Engagement in Leisure Activities and All-Cause Mortality Among Older Japanese Adults", J. Epidemiol., 2022, Vol.32 (6), p.245-253

110 반려동물을 키우면 고독감이 유의미하게 감소한다 / Banks MR. Banks WA., "The effects of animal-assisted therapy on loneliness in an elderly population in long-term care facilities", J. Gerontol. A Biol. Sci. Med. Sci., 2002, Vol.57 (7), p.428-32

111 동물에게 말을 건네면 옥시토신이 나온다 / Marshall-Pescini S., et al., "The Role of Oxytocin in the Dog-Owner Relationship", Animals (Basel), 2019, Vol.9 (10), p.792

112 개도 주인의 눈을 보면 옥시토신이 나온다 / Nagasawa M., "Social evolution. Oxytocin-gaze positive loop and the coevolution of human-dog bonds", Science, 2015, Vol.348 (6232), p.333-6

113 반려동물과 있으면 혈압이 내려간다 / Motooka, M., et.al., "The physical effect of animal assisted therapy with dog, Japan J. Nursing, 2002, Vol.66, p.360-367 / Lynch J. 1983 10장 동물을 바라보고, 말을 건네는 것과 혈압의 관계—동물과 상호작용의 생리적 결과—A.H 캐처, A.M 벡 (편) 컴패니언 애니멀 연구회 (번역) 1991 《컴패니언 애니멀》 세이신쇼보, p.119-130

114 반려동물을 키우면 인지기능의 저하 속도가 떨어진다 / "Companion Animals and Cognitive Health; A Population-Based Study-Do Pets Have a Positive Effect on Your Brain Health? Study Shows Long-Term Pet Ownership Linked to Slower Decline in Cognition Over Time", American Academy of Neurology 74th Meeting Press Release 2022, Feb 23

115　개를 키우면 돌봄, 사망 위험 반감(고양이는 효과 없음) / Taniguchi Y., "Evidence that dog ownership protects against the onset of disability in an older community-dwelling Japanese population", PLoS One, 2022, Feb 23, Vol.17 (2), e0263791

116　개를 보살피는 것이 치매 위험을 낮추는 행동과 관련 / Opdebeeck C., et al., "What Are the Benefits of Pet Ownership and Care Among People With Mild-to-Moderate Dementia? Findings From the IDEAL programme", J. Appl. Gerontol., 2021, Vol.40 (11), p.1559-1567

117　개와 함께 있으면 상대가 전화번호를 알려준다 / Guequen N. Serge C., "Domestic Dogs as Facilitators in Social Interaction: An Evaluation of Helping and Courtship Behaviors", Anth. A Multidis. J. Inter. People Animals, 2014, Vol.21 (4)

118　개를 키우며 혼자 사는 사람은 사망 위험이 33퍼센트 저하 / Mubanga M., et al., "Dog ownership and the risk of cardiovascular disease and death - a nationwide cohort study", Sci. Rep., 2017, Vol.7 (1), 15821

119　방이 추우면 혈압이 상승한다 / Umishio, W., et.al., "Cross-Sectional Analysis of the Relationship Between Home Blood Pressure and Indoor Temperature in Winter: A Nationwide Smart Wellness Housing Survey in Japan", Hypertension, 2019, Vol.74 (4)

120　16도 이하는 호흡기 계통, 12도 이하는 고혈압, 심혈관 위험이 상승한다 / Office of the Deputy Prime Minister, Housing Health and Safety Rating, System Operating Guidance, Housing Act 2004, Guidance about inspections and assessment of hazards given under Section 9, London, 2006, Feb

121 실내 온도는 20도보다 25도일 때 작업 효율이 오른다 / Susan, S. Lang, "Study links warm offices to fewer typing errors and higher productivity", Cornell Chronicle, 2004, Oct 19

122 사무작업은 22도에서 작업 효율이 가장 높다 / Olli Seppa nen, et.al., "Effect of Temperature on Task Performance in Offfice Environment", 2006

123 인터넷 검색은 뇌를 폭넓게 활성화 / Small GW. et.al. "Your brain on Google: patterns of cerebral activation during internet searching", Am. J. Geriatr. Psychiatry, 2009, Vol.17 (2), p.116-26

124 공부나 사회적 목적, 오락, 주 1회 이하 SNS를 하는 용도로 인터넷을 사용하는 사람은 인지기능이 높다[SNS는 주 1회 이상이면 인지기능이 떨어지고, 오락은 주 1회 이하면 떨어진다(중국 연구)] / Yu, X. et al. "Impact of Internet Use on Cognitive Decline in Middle-Aged and Older Adults in China: Longitudinal Observational Study." Journal of medical Internet research, 2022, Vol.24 (1), e25760

125 인터넷 활용은 중년부터 고령자의 치매 위험을 40퍼센트 낮춘다 / d'Orsi, E. et al. "Is use of the internet in midlife associated with lower dementia incidence? Results from the English Longitudinal Study of Ageing." Aging mental health, 2018, Vol. 22 (11), p.1525-1533

126 SNS 이용은 약간이나마 고령자의 고독감에 긍정적으로 작용한다 / Casanova, G. et al. "The Effect of Information and Communication Technology and Social Networking Site Use on Older People's Well-Being in Relation to Loneliness: Review of Experimental Studies." J. Med. Int. Res. 2021, Vol.23 (3), e23588

127 디지털 도구는 뇌의 건강에 영향: 장점과 단점(인터넷에 익숙지 않은 고

령자가 인터넷 검색을 하면 뇌가 현저히 활성화)/Small, GW. et al. "Brain health consequences of digital technology use " Dialogues in clinical neuroscience, 2020, Vol.22 (2), p.179-187

128 과도한 인터넷 사용은 남성만 인지기능을 떨어뜨린다 / Ihle, A. et al., "Internet use in old age predicts smaller cognitive decline only in men", Scientific reports, 2020, Vol.10 (1), 8969

129 타이핑보다 손으로 써야 새로운 글자가 잘 외워진다/Longcamp M. et al. "Remembering the orientation of newly learned characters depends on the associated writing knowledge: a comparison between handwriting and typing", Hum. Mov. Sci., 2006, Vol.25 (4-5), p.646-56 / Mangen A. et al. "Handwriting versus keyboard writing: effect on word recall", J. Writing Res. 2015, Vol.72, p.227-47

130 손으로 글쓰기가 노트북보다 학습효율이 높다 / Mueller PA. Oppenheimer DM. "The pen is mightier than the keyboard: advantages of longhand over laptop note taking" Psychol. Sci. 2014, Vol.25 (6), p.1159-68

131 손으로 글쓰기 효과는 인지와 몸의 움직임이 통합됨으로써 발휘된다/Ose A., et al. "The Importance of Cursive Handwriting Over Typewriting for Learning in the Classroom: A High-Density EEG Study of 12-Year-Old Children and Young Adults", Front. Psych., 2020, Vol. 11, p.1810 / Kiefer M. et.al. "Handwriting or typewriting? The influence of pen- or keyboard-based writing training on reading and writing performance in preschool children", Adv. Cogn. Psychol., 2015, Vol.11, p.136-46.

132 손으로 글쓰기는 뇌의 폭넓은 부분을 활성화 / Asci, F. et al.

"Handwriting Declines With Human Aging: A Machine Learning Study." Frontiers in aging neuroscience, 2022, Vol.14, 889930

133 모바일기기보다는 종이 수첩을 쓰는 편이 기억 뇌를 활성화/Umejima K. et al. "Paper Notebooks vs. Mobile Devices: Brain Activation Differences During Memory Retrieval" Front. Behav. Neurosci. 2021, Vol.15:634158

134 디지털 일정표를 사용하기보다 손으로 적어야 기억을 상기하는 뇌 활동이 더 활발해진다/Umejima K., et al., "Paper Notebooks vs. Mobile Devices: Brain Activation Differences During Memory Retrieval", Front. Behav. Neurosci., 2021, Vol.15:634158.

135 감사의 편지를 쓰면 인생의 만족도가 오른다/Hosaka C. Shiraiwa Y. "The effects of writing a gratitude letter on life satisfaction", Journal of Human Environmental Studies, 2021, Vol.19 (1)

136 감사를 전하면 상상 이상으로 상대가 기뻐한다/Kumar A. Epley N. "Undervaluing Gratitude: Expressers Misunderstand the Consequences of Showing Appreciation", Psychol. Sci., 2018, Vol.29 (9), p.1423-1435

137 자신의 이상적인 미래를 글로 쓰면 스트레스는 감소하고 행복감은 증가한다/Laura, AK., "The Health Benefits of Writing about Life Goals", Personal. Soc. Psycho. Bulletin, Vol.27 (7), p.798-807/Teismann T., et.al., "Writing about life goals: effects on rumination, mood and the cortisol awakening response", J. Health. Psychol., 2014, Vol.19 (11), p.1410-9

138 좋은 일을 글로 쓰면 4~6주 후 건강 상태까지 개선된다/Burton CM. King LA. "The health benefits of writing about positive experiences:

the role of broadened cognition", Psychol. Health, 2009, Vol.24 (8), p.867-79

139 몸무게를 재는 빈도가 높은 사람은 체중 감량이 잘 된다 / Helander EE., "Are breaks in daily self-weighing associated with weight gain?" PLoS One, 2014, Vol.9 (11), e113164

140 여행 계획만으로 행복도가 오른다 / Jeroen Nawijn, et.al, "Vacationers Happier, but Most not Happier After a Holiday" Appl. Res. Qual. Life, 2010, Vol.5 (1), p.35-7

141 불쾌한 기분을 글로 적으면 자신감과 행복감이 커진다 / Stephen JL Joshua MS. "The Writing Cure: How Expressive Writing Promotes Health and Emotional Well-Being", Amer Psychological Assn / Tonarelli, A. et al. "Expressive writing. A tool to help health workers. Research project on the benefits of expressive writing", Acta. bio-medica : Atenei Parmensis, 2017, Vol. 88 (5S), p.13-21

142 불쾌한 기분을 글로 적으면 인지기능까지 향상된다 / DiMenichi, Brynne C. et al. "Effects of Expressive Writing on Neural Processing During Learning" Frontiers in human neuroscience, 2019, Vol.13, 389

143 고령자가 일을 하면 인생의 만족감, 건강 상태, 치매 위험 감소, 수명 연장 등 다양한 측면에서 긍정적으로 작용한다 / Maestas N. et.al. "The American working conditions survey finds that nearly half of retirees would return to work", Santa Monica: RAND Corporation; 2019 / Choi E. et al. "Longitudinal relationships between productive activities and functional health in later years: A multivariate latent growth curve modeling approach", The Inter. J. Aging Human Development, 2016, Vol.83 (4), p.418-440 / Adam S. et

al., "Occupational activity and cognitive reserve: Implications in terms of prevention of cognitive aging and Alzheimer's disease", Clinical Interventions in Aging, 2013, Vol.8:377 / Bonsang E. et al. "Does retirement affect cognitive functioning?", Journal of Health Economics, 2012, Vol.31 (3), p.490-501 / Grotz C. et al., "Why is later age at retirement beneficial for cognition? Results from a French population-based study", J. Nutr. Health Aging, 2016, Vol.20(5), p.514-519 / Wu C. et al., "Association of retirement age with mortality: A population-based longitudinal study among older adults in the USA", J. Epidem. Commu. Health, 2016, Vol.70 (9), p.917-923

144 젊은 시절의 경험과 기술은 나이 들어도 몸에 남는다 / Taylor JL. Et al. "Pilot age and expertise predict flight simulator performance: a 3-year longitudinal study", Neurology, 2007, Vol.68 (9), p.648-654

7장 뇌가 늙지 않으려면 어떤 마음가짐이 필요할까?

145 주관적 나이가 젊은 사람은 뇌의 회백질 밀도가 높고 기억력도 좋다 / Kwak S. et al. "Feeling How Old I Am: Subjective Age Is Associated With Estimated Brain Age" Front. Aging Neurosci. 2018, Vol.10:168

146 젊다고 믿으면 뇌와 몸도 젊어진다 / Langer EJ. "Counter clockwise: mindful health and the power of possibility" New York, NY, USA: Ballantine Books, 2009

147 머리를 염색하면 젊었을 때의 혈압으로 돌아간다 / Laura M. Hsu, et al. "The Influence of Age-Related Cues on Health and Longevity"

Association for Psychological Science, 2010, Vol 5 (6)

148 겉모습이 젊으면 혈관 나이도 젊다/Kido M. et al. "Perceived age of facial features is a significant diagnosis criterion for age-related carotid atherosclerosis in Japanese subjects: J-SHIPP study" Geriatr. Gerontol. Int. 2012, Vol.12 (4), p.733-40

149 주관적 나이가 젊을수록 미래의 자신에 대해 긍정적이 된다/Kornadt AE. et al. "Subjective Age Across the Life Span: A Differentiated, Longitudinal Approach" J. Gerontol. B. Psychol. Sci. Soc. Sci., 2018, Vol.73 (5), p.767-777

150 주관적 나이는 수명에도 영향/Stephan Y. "Subjective Age and Mortality in Three Longitudinal Samples" Psychosom. Med. 2018, Vol.80 (7), p.659-664

151 현상 유지하려는 보수화 편향/Katz PS. "The conservative bias of life scientists" Curr. Biol. 2019, Vol.29 (14), R666-R667

152 매몰비용효과/Strough J. "What were they thinking? Reducing sunk-cost bias in a life-span sample" Psychol. Aging, 2016, Vol.31 (7), p.724-736

153 유연한 마인드셋을 가진 사람은 능력이 향상된다/Yeager DS. "A national experiment reveals where a growth mindset improves achievement" Nature, 2019, Vol.573 (7774), p.364-369

154 말은 사고방식과 행동에 영향을 준다/Bargh JA. "Automaticity of social behavior: direct effects of trait construct and stereotype-activation on action" J. Pers. Soc. Psychol. 1996, Vol.71 (2), p.230-44

155 80세에 신경증 경향이 높은 사람은 경도 인지장애 위험이 12퍼센트 상승/Yoneda T, "Personality traits, cognitive states, and mortality in

older adulthood" J. Pers. Soc. Psychol. 2022

156 낙관성이 높은 사람은 인지장애 위험이 낮아진다 / Gawronski, KAB. "Dispositional optimism and incidence of cognitive impairment in older adults" Psychosomatic Medicine, 2017, Vol.78 (7), p.819-828

157 의성어는 뇌를 폭넓게 활성화한다 / Arata M. et al. "Semantic processing of mimetic words in deaf individuals : An fMRI study"/ Kanero J. et al., "How sound symbolism is processed in the brain: a study on Japanese mimetic words" PLoS One, 2014, Vol.9 (5), e9790/ Arata, M., et.al., Gesture in language: How sound symbolic words are processed in the brain (p.1374-1379). In the Proceeding of the 32nd Annual meetings of the Cognitive Science Society.

158 옥시토신을 코로 흡입하면 상대를 계속 신뢰한다 / Baumgartner, T. et al. "Oxytocin shapes the neural circuitry of trust and trust adaptation in humans" Neuron, 2008, Vol.58 (4), p.639-50 / Kirsch, P. et al. "Oxytocin modulates neural circuitry for social cognition and fear in humans" Journal of Neuroscience, 2005, Vol.25 (49), p.11489-1493

159 긍정 편향은 나이 들면서 강해진다 / Reed AE. Carstensen LL. "The theory behind the agerelated positivity effect", Front. Psychol. 2012, Vol.3, Article 339

160 예행연습 효과/ Liu LL. Park DC. "Aging and medical adherence: the use of automatic processes to achieve effortful things" Psychol. Aging, 2004, Vol.19 (2), p.318-25 / When I'm 64, National Research Council (US) Committee on Aging Frontiers in Social Psychology, Personality, and Adult Developmental Psychology; Carstensen LL,

Hartel CR, editors

161 조망효과 / van Limpt-Broers HAT. et al. "Creating Ambassadors of Planet Earth: The Overview Effect in K12 Education" Front. Psychol. 2020, Vol.11

162 정원 가꾸기로 고독과 우울을 예방하는 싱가포르의 시도 / https://www.wondriumdaily.com/gardening-to-prevent-loneliness-ranks-among-tips-for-better-aging/

163 정원 가꾸기는 세로토닌 분비를 촉진해 행복도가 오른다 / Lowry CA. et al. "Identification of an immuneresponsive mesolimbocortical serotonergic system: Potential role in regulation of emotional behavior" Neuroscience, 2007

164 정원 가꾸기를 하면 건강에 대해 불평불만 하는 횟수가 감소한다 / Soga M. et al. "Health Benefits of Urban Allotment Gardening: Improved Physical and Psychological Well-Being and Social Integration" Int. J. Environ. Res. Public Health, 2017, Vol.14 (1);71

165 주로 쓰는 손의 반대편 손을 사용하면 분노를 조절하기 쉽다 / Thomas F Denson, et al. "Self-Control and Aggression" Current Directions in Psychological Science, 2012, DOI: 10.1177/0963721411429451

166 감사하고 용서하는 마음이 큰 사람들은 돌발적 분노가 적다 / García-Vázquez FI. et al. "The Effects of Forgiveness, Gratitude, and Self-Control on Reactive and Proactive Aggression in Bullying" Int. J. Environ. Res. Public Health, 2020, Vol.17 (16):5760

167 고개를 끄덕이면 상대의 뇌도 활성화된다 /"Brain Activation Analysis of Entrainment by Listener's Nodding Response and Conversation Situation", 계측자동제어학회 시스템 인티그레이션 부문 강연회, 2020년

168 고개를 끄덕이기만 해도 상대의 인상이 40퍼센트 좋아진다 / Osugi T. Kawahara JI., "Effects of Head Nodding and Shaking Motions on Perceptions of Likeability and Approachability", Perception, 2018, Vol.47 (1), p.16-29

169 일본의 60세 이상 네 명 가운데 한 명은 친구가 없다 / 내각부, 〈2015년도 제8회 고령자의 생활과 의식에 관한 국제 비교조사 결과〉

170 60세 이상 세 명 가운데 한 명은 가족 외에는 친한 친구가 없다 / 내각부, 〈2021년 판 고령사회 백서〉

171 같은 요소가 있으면 친구가 되기 쉽다(동종 선호) / Block P. Grund T. "Multidimensional Homophily in Friendship Networks" Netw. Sci. (Camb Univ Press) 2014, Vol.2 (2)p.189-212

172 친구와 대화하는 내용 / Yamaoka M. Matsunaga S. "Friendship among Elderly People: The relationships among functions of friendship, degree of satisfaction with friendship and subjective well-being", 학원 인간사회학부 기요, No.868 9~19 (20132)

173 잡담보다 깊은 이야기를 하는 사람이 행복도가 높다 / Mehl MR. "Eavesdropping on happiness: well-being is related to having less small talk and more substantive conversations" Psychol. Sci. 2010, Vol.21 (4), p.539-41

174 금전 감각의 불일치는 이혼의 가장 큰 원인 중 하나 / Feffrey Dew.

"Examining the Relationship Between Financial Issues and Divorce", Family Relations Interdisciplinary Journal of Applied Family Science, Vol.61 (4), p.615-628

175 내면적 재능과 대인적 재능 /《MI : 개성을 살리는 다중지능 이론》, Howard Gardner, 2001

176 영상은 미각을 바꾼다 / Tomono K. Tomono A. "Cross-Modal Effect of Presenting Food Images on Taste Appetite" Sensors (Basel), 2020, Vol.20 (22):6615

177 노인 냄새 노네날은 40세부터 증가 / Haze S. et al. "2-Nonenal newly found in human body odor tends to increase with aging" J. Invest. Dermatol. 2001, Vol.116 (4), p.520-4

178 사람이 좋아지는 계기는 외모, 싫어지는 계기의 90퍼센트는 냄새 / 도호쿠대학교 Academic Presentation

179 향으로 그 사람의 얼굴 매력까지 변화 / Spence C. "The scent of attraction and the smell of success: crossmodal influences on person perception" Cogn. Res. Princ. Implic. 2021, Vol.6 (1):46

180 노인 냄새는 피부에도 손상을 준다 / Nakanishi et al. "Effects of trans-2-nonenal and olfactory masking odorants on proliferation of human keratinocytes" Biochem. Biophys. Res. Commun. 2021, Vol.9, p.548:1-6

181 마이크로 버블 목욕은 노인 냄새를 억제 / Nishimura N. et al. "Effectiveness of removal and prevention of aging odor by various bathing style", Jpn. J. Biometeor. 2013, Vol.50 (2), p.107-115

182 코엔자임 Q10은 65~74세 여성의 노인 냄새를 경감 / Kachiyama M. Hisada Y. "Effects of Oral Administration of CoenzymeQ10 to

Nonenal in Skin Gas of Elderly Women", 일본보완대체의료학회지, 2017, Vol.14 (1), p.17-22

183 재택근무가 통근하는 것보다 1.5배 더 노인 냄새가 난다 / 일본 맛과 냄새 학회 제55회 대회 2021년 9월 22일

9장 스트레스와 치매를 멀리하고 싶다면 어떻게 해야 할까?

184 자기 긍정감 / Bailey JA. 2nd. "The foundation of self-esteem", J. Natl. Med. Assoc., 2003, p.95 (5), p.388-393

185 자기 중요감 / McLean J. "Psychotherapy with a Narcissistic Patient Using Kohut's Self Psychology Model", Psychiatry (Edgmont), 2007, Vol.4 (10), p.40-47

186 자원봉사를 하면 인지기능 향상 / Carlson, Michelle C et al. "Evidence for neurocognitive plasticity in at-risk older adults: the experience corps program." The journals of gerontology. Series A, Biological sciences and medical sciences 2009 vol. 64,12 : 1275-82. doi:10.1093/gerona/glp117

187 과거를 되돌아보면 인지력이 향상된다 / Sue Shellenbarger, "The Power of the Earliest Memories" The Wall Street 2014 Journal, April 7, / Zaman, W. Fivush, R Intergenerational narratives and adolescents' emotional well-being, Journal of Adolescence, 2011 vol. 21, 703-716

188 사람은 스물네 살 무렵에 유행했던 곡을 좋아한다 / Morris B. Holbrook and Robert M. Schindler, "Some Exploratory Findings on the Development of Musical Tastes," Journal of Consumer Research, 1989, Vol.16, pp.119-124

189 과거와 미래를 생각하는 뇌 회로는 같다 / Schacter DL Addis DR. "Constructive memory: the ghosts of past and future", Nature, 2007, Vol.445 (7123), p.27

190 회상법은 치매 환자의 인지력을 향상시킨다 / Namazi KH. Haynes SR., "Sensory Stimuli Reminiscence for Patients with Alzheimer's Disease", Clinical Gerontologist, Vol.14 (4), p.29-46

191 낮은 콜레스테롤 수치는 심근경색 위험을 낮추지만, 전체 사망률은 7퍼센트, 암 사망률 48퍼센트, 자살이나 사고사는 78퍼센트나 증가한다 / Muldoon MF. Et al. "Lowering cholesterol concentrations and mortality: a quantitative review of primary prevention trials" BMJ. 1990, Vol.301 (6747), p.309-14

192 콜레스테롤 수치가 낮은 사람은 우울증에 걸리기 쉽다 / Morgan RE. et al. "Plasma cholesterol and depressive symptoms in older men" Lancet, 1993, Vol.341 (8837), p.75-9

193 혈중 콜레스테롤 수치가 낮으면 자살률이 높아진다 / Zureik M. et al. "Serum cholesterol concentration and death from suicide in men: Paris prospective study I" BMJ. 1996, Vol.313 (7058), p.649-51

194 콜레스테롤 감소는 세로토닌에 영향을 미쳐 우울과 자살을 촉진한다 / Mohole M. et al., "Molecular Signatures of Cholesterol Interaction with Serotonin Receptors" Adv. Exp. Med. Biol. 2018, Vol.1112, p.151-160 / Sarchiapone M. et al. "Cholesterol and serotonin indices in depressed and suicidal patients" J. Affect. Disord. 2001, Vol.62 (3), p.217-9

195 물고기도 콜레스테롤 수치가 낮으면 세로토닌이 감소해 공격적으로 된다 / Aguiar A. Giaquinto PC. "Low cholesterol is not always good: low cholesterol levels are associated with decreased serotonin and

increased aggression in fish" Biol. Open, 2018, Vol.7 (12)

196 콜레스테롤 수치가 높아지면 치매 위험이 낮아진다/Mielke MM. "High total cholesterol levels in late life associated with a reduced risk of dementia" Neurology, 2005, Vol.64 (10), p.1689-95

197 치매는 발병하기 10년 전부터 체중 감소를 보인다/사쿠라이 다카시櫻井孝 : 비만과 치매 호르몬과 임상 2015.2. Vol.63 (2), p.53-57

198 중년 비만은 치매 위험이 상승하지만 고령자가 살이 찌면 치매 발병률이 낮아진다(비만 패러독스)/Kloppenborg RP. et al. "Diabetes and other vascular risk factors for dementia: which factor matters most? A systematic review" Eur. J. Pharmacol. 2008, Vol.585 (1), p.97-108 / Loef M. Walach H. "Midlife obesity and dementia: meta-analysis and adjusted forecast of dementia prevalence in the United States and China" Obesity (Silver Spring), 2013, Vol.21 (1), E51-5

199 알츠하이머나 경도 치매는 후각이 감퇴한다/Devanand DP. "Combining early markers strongly predicts conversion from mild cognitive impairment to Alzheimer's disease" Biol. Psychiatry. 2008, Vol.64 (10), p.871-9

200 알츠하이머는 후각세포가 손상된 상태다/Zou YM. "Olfactory dysfunction in Alzheimer's disease" Neuropsychiatr. Dis. Treat, 2016, Vol.12, p.869-75

201 60~80대에 걸쳐 후각은 감퇴하는 경향을 보인다/Doty RL. "Smell identification ability: changes with age" Science, 1984, Vol.226 (4681), p.1441-3

202 레몬은 기분을 전환해 피로 경감과 활력을 증강하는 효과/Kawamoto R. et al. "The Effect of Lemon Fragrance Simple Mental Performance

and psychophysiological Parameters during task Performance", J. UOEH, 2005, Vol. 27(4), p.305-313 / Kiecolt-Glaser JK. "Olfactory influences on mood and autonomic, endocrine, and immune function" Psychoneuroendocrinology, 2008, Vol.33 (3), p.328-39

203 라벤더는 작업기억 기능을 향상시킨다 / Chamine, I. B.S. Oken, "Aroma Effects on Physiologic and Cognitive Function Following Acute Stress: A Mechanism Investigation", Journal of alternative and complementary medicine (New York, N.Y.), 2016, Vol.22 (9), p.713-721

204 페퍼민트는 작업 속도와 집중력을 높여준다 / Moss M. et.al., "Modulation of cognitive performance and mood by aromas of peppermint and ylang-ylang", Int. J. Neurosci., 2008, Vol.118 (1), p.59-77

205 편백은 스트레스를 줄여 인지기능을 향상 / Ikei H., et.al., "Physiological effect of olfactory stimulation by Hinoki cypress (Chamaecyparis obtusa) leaf oil", J. Physiol. Anthropol., 2015 Dec 22, p.34:44 / Bae D., et.al., "Inhaled essential oil from Chamaecyparis obtuse ameliorates the impairments of cognitive function induced by injection of β-amyloid in rats", Pharm. Biol., 2012, Vol.50 (7), p.900-10

206 로즈메리는 미래계획기억력을 향상시킨다(앞으로 뭘 할지를 기억하는 능력) / Moss M. et al. "Aromas of rosemary and lavender essential oils differentially affect cognition and mood in healthy adults" Int. J. Neurosci. 2003, Vol.113 (1), p.15-38

207 아로마는 집중력을 높여 기억력까지 향상시킨다 / 2021년 경제산업연구소의 중요한 연구 / 아로마 요법은 정상 고령자의 인지기능 개선에 효과가

있을까? (무작위 비교시험을 통한 검증) 2021년 1월

208 커피 향은 사람을 상냥하게 만드는 효과 / Baron RA. "The sweet smell of helping: Effects of pleasant ambient fragrance on prosocial behavior in shopping malls" Personality and Social Psychology Bulletin, 1997, Vol.23 (5), p.498-503

209 커피와 오렌지 향은 스도쿠 퍼즐 스트레스를 유의미하게 낮춘다 / Sakai N. "Effects of chemical senses on easing mental stress induced by solving puzzles", The Japanese Journal of Research on Emotions, 2009, Vol.17 (2), p.112-119

80에도 뇌가 늙지 않는 사람은 이렇게 합니다

초판 1쇄 발행 2023년 10월 18일
초판 3쇄 발행 2024년 6월 12일

지은이 니시 다케유키
옮긴이 정미애
펴낸이 최순영

출판2 본부장 박태근
W&G 팀장 류혜정
편집 남은경
디자인 Mallybook

펴낸곳 ㈜위즈덤하우스 **출판등록** 2000년 5월 23일 제13-1071호
주소 서울특별시 마포구 양화로 19 합정오피스빌딩 17층
전화 02) 2179-5600 **홈페이지** www.wisdomhouse.co.kr

ISBN 979-11-6812-787-6 (03510)

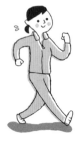